U0397680

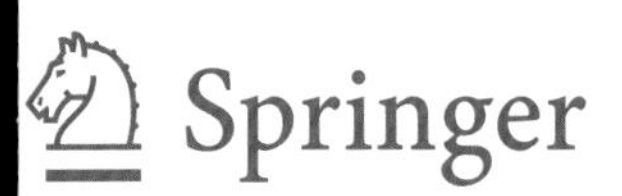

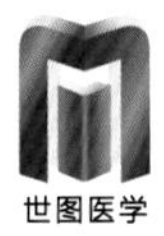

结构性出生缺陷早期干预和防治多学科丛书

胎儿病理实用手册

Practical Manual of Fetal Pathology

[法]耶莱娜·马丁诺维奇　主编
Jelena Martinovic

胡芷洋　彭全洲　主译

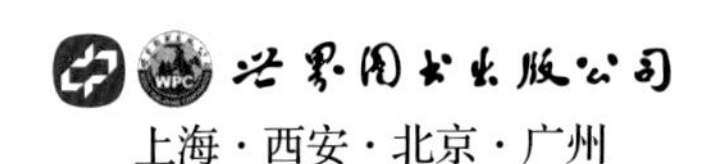

上海·西安·北京·广州

图书在版编目(CIP)数据

胎儿病理实用手册/(法)耶莱娜·马丁诺维奇主编;胡芷洋,彭全洲译.—上海:上海世界图书出版公司,2022.2
(结构性出生缺陷早期干预和防治多学科丛书)
ISBN 978-7-5192-9261-4

Ⅰ.①胎… Ⅱ.①耶… ②胡… ③彭… Ⅲ.①胎儿-病理-手册 Ⅳ.①R714.5-62

中国版本图书馆CIP数据核字(2021)第264219号

书　　名　胎儿病理实用手册
Tai'er Bingli Shiyong Shouce
主　　编　[法]耶莱娜·马丁诺维奇
主　　译　胡芷洋　彭全洲
责任编辑　沈蔚颖
装帧设计　袁　力
出版发行　上海世界图书出版公司
地　　址　上海市广中路88号9-10楼
邮　　编　200083
网　　址　http://www.wpcsh.com
经　　销　新华书店
印　　刷　江阴金马印刷有限公司
开　　本　787mm×1092mm　1/16
印　　张　10.5
字　　数　250千字
印　　数　1-2200
版　　次　2022年2月第1版　2022年2月第1次印刷
版权登记　图字09-2021-0424号
书　　号　ISBN 978-7-5192-9261-4/R·614
定　　价　188.00元

译 者 名 单

主 译

胡芷洋　彭全洲

参译者

（按姓氏笔画排序）

石　苇　（广东省深圳市人民医院产科产前诊断中心）
许　曼　（广东省深圳市人民医院产科产前诊断中心）
胡芷洋　（广东省深圳市人民医院产科产前诊断中心）
黄熙琳　（广东省深圳市人民医院产科产前诊断中心）
彭全洲　（广东省深圳市人民医院病理科）

推荐序

胎儿胎盘病理学是一门尚未被基础科学家和临床医师充分研究和足够认识的边缘学科，随着成人疾病起源于胎儿环境等创新理念的提出，结合发育生物学、影像学和遗传学等领域的迅速发展，胎儿胎盘病理学研究和实践的全新时代正在到来。

胎儿胎盘病理学是病理学的一个特殊领域，主要研究和探索围生期病变和死亡的原因及相关发病机制；然而由于胎盘具有功能"冗余性"，许多胎儿疾病无法用胎盘形态学改变来解释；而且大多数病理学家专注于外科病理学，围生医学临床医师又忙于临床工作，胎儿胎盘病理学相对于病理学其他分支发展较为缓慢。马丁诺维奇（Martinovic）博士编撰的这本书对于在病理医师和围生医师中普及胎儿胎盘病理学知识，推动围生相关学科的发展具有重要的意义。

胎盘、脐带和胎膜的临床病理改变是胎盘产前功能诊断的基础，胎儿胎盘病理知识应该整合到产科的临床实践中。本书全面系统地介绍了胎儿胎盘病理检查中的实践问题，提供了胎儿病理和出生后胎儿检查的简明指南。本书提供了胎儿畸形、胎儿尸体解剖、神经发育病理学检查和胎盘病理学的现代实践方法。

本书对于病理医师、母胎医学医师和新生儿科医师的工作都具有良好的参考价值。我们相信胡芷洋等医师将这本书翻译成中文，对于规范胎儿胎盘病理诊断，推动我国胎儿胎盘病理学科建设必将起到积极作用。

胎儿医学科

病理科

上海市第一妇婴保健院

2021 年 10 月

译者序

不良妊娠结局总是令人沮丧，无论是流产、死胎，还是胎儿畸形、早产、胎儿窘迫、死产等。面对失败，人们总是忍不住要问："为什么会这样？""这是可以避免的吗？""下次还会这样吗？"

这一连串提问往往令我们这些临床医生倍感无力，因为回答这样的问题可能需要集胚胎学、影像学、免疫学、遗传学、病理科、产科、儿科、小儿外科等多学科知识为一体。19 世纪，加拿大著名的医生、医学教育家、美国 John Hopkins 医学院创始人之一威廉·奥尔瑟（William Olser）曾说："病理为医学之本。"一份流产组织、死胎、不良妊娠结局的胎盘仿佛是沉默的证人，通过胎儿病理专家严谨的取样、科学的流程和准确的检测，隐藏的病因就可以在一份内容翔实的报告中揭示。它不仅可以印证或补充产前影像学诊断，还可以通过综合多层面检测的信息来提供特异性诊断、指导产后母儿治疗、预测复发风险，还能为后续妊娠的管理以及改进临床治疗方案提供依据。

临床上一直大力呼吁对不良结局的胎儿胎盘标本送病理检查。由于我国极其缺乏从事胎儿病理的专业医生，病理科医生普遍不了解相应孕周胎儿胎盘发育的规律，而具备胎儿尸检能力的病理科医生更少；另一方面，大多数胎儿医学医生是产科出身，因为缺乏病理专业的知识，面对标本经常束手无策，更不知道如何引导病理医生进行针对性检查。这极大影响了病理送检的意义，进而也影响遗传咨询和病理报告对治疗的指导价值。

本书虽然篇幅不长，但极具实用性。它不仅涵盖了胎儿生长的评估量表和不同孕期胎儿尸检方法，而且详细讲解了胎儿尸检的难点——神经系统的检查方法，并对不同孕期胎盘发育情况和病理改变、病理报告模板进行了清晰阐述，是从事胎儿医学和胎儿病理专业医生最实用的手册宝典。本书还列出拓展阅读的书单，指引临床医生深度学习。

本书英文版涉及一些世界各国胎儿病理检查的政策、法律法规、宗教及伦理相关内容，由于该领域在国内外有着巨大的差异，所以这部分未能在中文简体字版中完整展现，即使这样也给医疗同仁一定提醒：在具体临床实践上除了遵照本国相关的法律法规来实施，还要尊重患者民族习俗和宗教信仰。

在此，感谢与我一同协力翻译此书的病理科和产前诊断中心的同事！相信本书能有助于我国胎儿病理的规范化发展。

广东省深圳市人民医院产前诊断中心

2021 年 10 月

贡献者

阿德里安·查尔斯

卡塔尔多哈西德拉妇女儿童医院解剖病理学；威尔康奈尔医学院临床病理学和检验医学

费雷赫特·恩查-拉扎维

法国巴黎内克尔儿童医院胚胎病理学

贝塔·哈吉泰

英国伯明翰大学医学院围生期病理学

耶莱娜·马丁诺维奇

法国巴黎萨克雷大学医学院胚胎胎儿病理学

桑吉塔·拉维尚卡尔

美国俄亥俄州凯斯西储大学医学院围生期、儿科和妇科病理学

雷蒙德·W.雷德莱恩

美国俄亥俄州凯斯西储大学医学院围生期、儿科和妇科病理学

尼尔·J.塞比尔

英国伦敦大奥蒙德街儿童医院儿童健康研究所组织病理学

序　言

写在前面的话

人类这个物种出生前的死亡率惊人(>50%),胎儿胎盘病理学也因此成为人类生物学和医学最后的处女地,包含许多有待探索的未知区域。对于“胎儿胎盘”,我所理解的“胎儿”指孕龄57天到足月的胎儿;“胚胎”指受精到受精后56天的个体;“胎盘”则是在各个阶段的滋养层组织(无论完整还是碎片),有可能需要在实验室中从蜕膜和血块中分离出来。我之所以这样说,是希望你们所有人,无论现在还是将来,在医疗服务中要覆盖整个孕期,而不是将孕12周前的标本简单视为“受孕产物”(product of conception,POC)而分类到外科病理学中,导致其未能受到专业的分析。最后,我满怀信心和期待,希望你们的工作场所不仅仅是例行公事的太平间,也可以成为对发育生物学、病理学和遗传学领域所有的进步保持开放态度的精彩课堂,还可以成为实验室,启动上述领域的研究,从而更深入地了解人类的发生。人类出生前的死亡原因不胜枚举,例如突变、拓扑相关结构域(TADs)异常、非整倍体、感染、母体-胎盘和表观遗传因素、致畸因素等,这些仍尚待探究。

有鉴于此,我极其欣喜地欢迎马丁诺维奇编写的这本手册的诞生并期待将其应用于实践。这不仅仅是一本技术手册,更是一份生物学文本,由充满洞察力的专业人士,倾其数十年的经验、对研究对象的深刻了解以及对“工艺”的热爱,经由观察、思维加工,结合手中的卡尺和手术刀的实践而完成的。这是一群苦心钻研专业的协作者,他们深受爱戴,小众却享誉世界;他们用通俗的语言,在实践中热切地传递智慧和经验,教育、传授并推动研究发展。半个世纪前,我曾接受过像马丁诺维奇书中的作者们那样同样有名的大师伊尼德·吉尔伯特(Enid Gilbert)的指导。为期 9 年的学徒生活对我影响深远,让我深刻地理解了世界上那一半从来不抱或玩绿色塑料恐龙的人类。在伊尼德之前,我还有幸在芝加哥跟随了严肃的伊迪丝·波特(Edith Potter),当时他对我说:“……在它上面加一些普鲁士蓝,奥皮茨!”这促使我们发现溶酶体缺陷导致的脑肝肾综合征。写到此处,我本可以说句“完成!”然后就此停笔,但是我忍不住要对我们的学科起源做些说明。

迄今为止,发育病理学主要致力探索形态、形式和形成,即在总体和微观水平下研究解剖学和胚胎学上的正常与异常。直到 20 世纪 60 年代,我们才突然聚焦和扩展到细胞遗传学以及滋养细胞疾病、X 单体、21 三体、13 三体、18 三体、三倍体等非整倍体病理学,在停经一个月或之后不久的绒毛穿刺样本和流产组织中就可以看到大量此类遗传病。细胞遗传学闯入发展病理学的前门,遗传学偷偷潜入后门,成为我们研究中永远的亲密战友:它们通过各种生化检验和组织化学检验来帮助我们理解妊娠生理学和代谢改变,最后将我们引向进化。

我们的研究在医学和生物学领域的起源与现在所说的胎盘病理学有着很大的不同,它不属于公共服务(至少现在)而更多是作为私人指导,不是基于学科而更多是基于个体需要,不只局限于人类而是关注整个动物界。很遗憾,我们现在已经遗忘了这个观点。早期的研究环境非常糟糕——拿破仑席卷了欧洲(某种程度上),击败了普鲁士,占领了哈勒,关闭了大学。尽管如此,约翰·弗里德里希·梅克尔(Johann Friedrich Meckel Jr. 1798 - 1862)在拿破仑统治的两年多时间里还能待在巴黎的植物园(Jardin des Plantes)里学习,收集了大量博物学藏品并受益匪浅,与当时欧洲最杰出的比较解剖学家库维尔(Cuvier)合作。虽然库维尔不屑于进化论、胚胎和畸形的观点,梅克尔(Meckel)却把这些观点热切地继承了下来。梅克尔公认的杰作《病理解剖手册》(*Handbuch der pathologischen Anatomie*, 1812)直到 1831 年才被翻译成英文。在这本以及其他大量著作中,梅克尔不仅概括了样本的细致解剖、准备和保存(他的一些标本目前仍保存在哈勒大学的解剖学系)，而且还提出了如下概念：

- 主要畸形是指胚胎最早期的发育缺陷。
- 畸形是发育迟缓或不完全(抑制)的结果。
- 多个看似不相关的异常有时并不是巧合，而是因果复合体，在某些情况下(现在)是明显的常染色体隐性遗传(梅克尔综合征)，在其他情况下则是常染色体显性遗传(马耳他 Calleja 家族，译者按：马耳他是地中海上的小岛国，在地理和文化上与世隔绝，岛上人有着独特的基因构成，在研究遗传疾病方面很有价值)。因此，梅克尔被称为现代综合征之父，他清楚地知道多效性是什么。
- 人类和其他动物的对应结构和畸形，表现相似，即“类比”，现在称为“同源性”，著名的例子是梅克尔讨论了人类单侧肺发育不全与“高”蛇和“矮”蛇的肺发育的相似性，以及对脊椎动物脐肠系膜导管残留物的梅克尔憩室的讨论。
- 更重要的是，梅克尔正确地把握了个体发展与物种发展之间的关系，即重演的概念，随后被海克尔(Haeckel，1866)提炼为更为著名的警句“个体发育是系统发育的重演”。

显而易见，在发育过程中，我们成功地重复着我们祖先和物种中其他成员的发育过程。但是，如何重复？通过遗传；遗传什么？形成万物的元素(die formbidenden element，Mendel，1865/1866)——遗传表型分离元素。遗传因子是进化的货币。如何实现进化？通过自然选择，即我们日常从尸体解剖中看到的选择，这些并不能使我们成为可以成为的样子，而是成为默认设置下的样子：一个的确非常脆弱的物种。到底什么是因子呢？由 DNA 构成的遗传单位(Watson & Crick，1953)，作为转录、翻译和复制个体以及突变物种的模板。因子现在被称为基因，为所有物种提供对抗死亡的生化分子，是所有有机物形式和功能的基础，其本质决定了物种是否更易于灭绝或被选择。多细胞动物(即具有上皮和器官的动物)的进化作用也是通过这些基因实现的，比如蜘蛛和蜘蛛猴进化的基因与创造黑猩猩和人类灵长类动物的基因一样,这就无须寻求超自然的干预或解释。

最后一个问题:如果没有麦克尔软骨及其在下颌骨、颞下颌关节和中耳形成过程中发挥的进化作用,古生物学将会是什么样子?试想一下:18 三体综合征(爱德华综合征)和半面短小征!

我们要集结全体教职员工、学生和规范化培训的医生,共同前行。我们的目标非常明确:将人体解剖学、胚胎学和遗传学中的知识融会贯通,从而更好地理解上述专业涉及重演论中引起长期争论的内容。越来越多的时候,我们会接收到简单直白的实验室结果:位于 Z 染色体 Y 位点的基因 X 的单等位基因或双等位基因突变(HSA 或 HSX,长臂或短臂),如果在其他"病例"中已知或发现相应的表型,则可以对此进行充分的因果解释。实验室测试结果可能还清楚地表明,基因 X"在艰难梭菌、大肠杆菌、秀丽隐杆线虫、黑腹果蝇、小家鼠等生物中高度保守";换言之,基因来自 30 多亿年前的共同祖先①(last universal common ancestor,LUCA)。从原核生物到真核生物,从单细胞到多细胞组织,从海洋到陆地到空中,从脊索动物到灵长类动物,LUCA 中的基因一直忠实地服务着所有生命。我们面前的死胎,显然是人类,虽然它无法在形式、形成或功能上抵抗死亡,从个体发生学的角度看是失败的,但从系统发育学的角度看却是成功的。这么看来,它有很多东西可以教给我们。你们面临的挑战可能涉及数十亿年的旅程,要知道,大约三分之一的蛋白质编码基因已经出现在 38 亿年前的 LUCA 中(Weiss et al.,2016),现在依旧存在于人类当中(Martin,pers.comm.2019)。

在这个旅程中,本书的作者将成为你们可靠的向导。

约翰·M.奥皮茨(John M. Opitz)
美国犹他州盐湖城
犹他州大学儿科部医学遗传学系

① 查尔斯·达尔文(Charles Darwin)在其进化论中提出一个假定:地球上现存的所有生命都是从一个原始有机体进化而来,这个有机体被称为"最后普遍共同祖先"。

目 录

第一章 胎 儿 生 物 学

第二章 胎儿尸体解剖

第三章 胎儿神经病理学检查

第四章　胎　　盘

第一章
胎儿生物学

摘 要

测量和记录测量值及器官重量一直是验尸检查的要点。在这个过程中，产生了一系列良好的图表，其中很多仍被广泛使用。胎儿测量作为常规超声扫描检查的一部分（孕龄测定、异常扫描和生长扫描），为围生病理学家提供了宝贵的数据资源。尸检期间的人为因素常常使这一过程变得更加复杂且具挑战性，但仍然是必不可少的诊断工具，尤其通过细致的检查发现结果与临床病史和其他病理结果相关时。通过对胎儿及新生儿准确且有价值的异常测量情况，可反映孕产妇疾病、潜在的遗传状况、先天性畸形、环境或社会经济问题。在本章中，我们旨在简要介绍已广泛使用的尸检测量技术，讨论可能产生的假象，同时重点关注在胎儿发育异常背景下对验尸数据的解释。

第一节　身体测量

贝塔·哈吉泰

所有测量值必须与相应孕龄的“正常”值作比较和评估。本节将讨论尸检报告需要确定的胎龄和最少数据包。

产科超声的胎儿生物学测量

孕龄通常用周数或周数加上天数来计算，以最后一次月经(LMP)开始时为准进行推算，但是通过孕妇提供的日期并不总是可靠，因此通过“超声测量”可以让推算变得更加精确。最好在妊娠前3个月进行超声检查，即妊娠的11～13^{+6}/40周之间或更早的时间进行超声检查，根据胎儿测量值确定孕龄，通常是用头臀径(crown-rump length, CRL)和双顶径(biparietal diameter, BPD)确定预产期。与双顶径相比，头围(枕额围，occipito-frontal circumference，OFC)似乎更准确。14周后推荐使用头围、腹围和股骨长度追踪胎儿的生长和预估胎儿大小[1,2](表1-1、表1-2和表1-3)。

若超声检查评估的大小与实际孕周偏差很大，表明存活胎儿的生长存在严重问题，也有助于评估胎死宫内后滞留的时间。

表1-1　超声测量头臀径-孕龄推算表(孕龄5~14周)

	孕龄(周数+天数)		
头臀长(mm)	第50百分位数	第5百分位数	第95百分位数
5	6+0	5+2	6+5
6	6+2	5+4	7+0
7	6+3	5+6	7+1

（续表）

	孕龄（周数+天数）		
头臀长（mm）	第 50 百分位数	第 5 百分位数	第 95 百分位数
8	6+5	6+0	7+2
9	6+6	6+2	7+4
10	7+1	6+3	7+5
11	7+2	6+4	8+0
12	7+3	6+5	8+1
13	7+4	7+0	8+2
14	7+5	7+1	8+3
15	7+6	7+2	8+4
16	8+1	7+3	8+5
17	8+2	7+4	8+6
18	8+3	7+5	9+0
19	8+3	7+6	9+1
20	8+4	8+0	9+2
21	8+5	8+1	9+3
22	8+6	8+1	9+4
23	9+0	8+2	9+5
24	9+1	8+3	9+6
25	9+2	8+4	9+6
26	9+3	8+5	10+0
27	9+3	8+6	10+1
28	9+4	8+6	10+2
29	9+5	9+0	10+3
30	9+6	9+1	10+3
31	9+6	9+2	10+4
32	10+0	9+2	10+5
33	10+1	9+3	10+6
34	10+2	9+4	10+6
35	10+2	9+5	11+0
36	10+3	9+5	11+1
37	10+4	9+6	11+1

（续表）

头臀长（mm）	孕龄（周数+天数）		
	第 50 百分位数	第 5 百分位数	第 95 百分位数
38	10+4	10+0	11+2
39	10+5	10+0	11+3
40	10+6	10+1	11+3
41	10+6	10+2	11+4
42	11+0	10+2	11+5
43	11+0	10+3	11+5
44	11+1	10+3	11+6
45	11+2	10+4	11+6
46	11+2	10+5	12+0
47	11+3	10+5	12+1
48	11+4	10+6	12+1
49	11+4	10+6	12+2
50	11+5	11+0	12+2
51	11+5	11+1	12+3
52	11+6	11+1	12+4
53	11+6	11+2	12+4
54	12+0	11+2	12+5
55	12+1	11+3	12+5
56	12+1	11+3	12+6
57	12+2	11+4	12+6
58	12+2	11+4	13+0
59	12+3	11+5	13+0
60	12+3	11+6	13+1
61	12+4	11+6	13+1
62	12+4	12+0	13+2
63	12+5	12+0	13+3
64	12+5	12+1	13+3
65	12+6	12+1	13+4
66	12+6	12+2	13+4
67	13+0	12+2	13+5

（续表）

	孕龄（周数+天数）		
头臀长（mm）	第 50 百分位数	第 5 百分位数	第 95 百分位数
68	13+0	12+3	13+5
69	13+1	12+3	13+6
70	13+1	12+4	13+6
71	13+2	12+4	14+0
72	13+2	12+5	14+0
73	13+3	12+5	14+0
74	13+3	12+6	14+1
75	13+4	12+6	14+1
76	13+4	13+0	14+2
77	13+5	13+0	14+2
78	13+5	13+0	14+3
79	13+6	13+1	14+3
80	13+6	13+1	14+4

摘自 Ultrasound 2009；17(3)：161 –167 Fetal size and dating：charts recommended for clinical obstetric practice. Pam Loughna，Lyn Chitty，Tony Evans，Trish Chudleigh，并获得授权。

推荐用于临床产科评估和追踪胎儿生长发育的图表已经发表并经由国家及国际组织重新审查[3-8]。基于超声检查的胎儿生物测量值是临床诊断未发生浸软时胎儿生长发育异常不可或缺的工具，也是围生期病理的重要工具（在检查孕早中期到足月）。

表 1 – 2　超声测量头围–孕龄推算表（孕龄 11~39 周）

	孕龄（周数+天数）		
头围（mm）	第 50 百分位数	第 5 百分位数	第 95 百分位数
80	12+4	11+3	13+5
85	12+6	11+6	14+1
90	13+2	12+2	14+4
95	13+5	12+4	15+0
100	14+1	13+0	15+3
105	14+4	13+3	15+5

（续表）

	孕龄（周数+天数）		
头围（mm）	第 50 百分位数	第 5 百分位数	第 95 百分位数
110	15+0	13+6	16+1
115	15+3	14+2	16+4
120	15+6	14+5	17+0
125	16+2	15+1	17+3
130	16+4	15+4	17+6
135	17+0	15+6	18+2
140	17+3	16+2	18+5
145	17+6	16+5	19+1
150	18+2	17+1	19+3
155	18+5	17+4	19+6
160	19+1	17+6	20+2
165	19+3	18+2	20+5
170	19+6	18+5	21+1
175	20+2	19+1	21+4
180	20+5	19+3	22+0
185	21+1	19+6	22+3
190	21+4	20+2	22+6
195	22+0	20+4	23+2
200	22+2	21+0	23+5
205	22+5	21+3	24+2
210	23+1	21+5	24+5
215	23+4	22+1	25+1
220	24+0	22+4	25+5
225	24+3	22+6	26+1
230	24+6	23+2	26+5
235	25+3	23+5	27+1
240	25+6	24+1	27+5
245	26+2	24+3	28+2
250	26+5	24+6	28+6
255	27+2	25+2	29+3

（续表）

	孕龄（周数+天数）		
头围（mm）	第 50 百分位数	第 5 百分位数	第 95 百分位数
260	27+5	25+5	30+0
265	28+2	26+1	30+4
270	28+6	26+4	31+2
275	29+3	27+0	32+0
280	30+0	27+3	32+4
285	30+4	27+6	33+3
290	31+1	28+3	34+1
295	31+5	28+6	35+0
300	32+3	29+3	35+6
305	33+1	30+0	36+5
310	33+6	30+3	37+4
315	34+4	31+0	38+4
320	35+3	31+5	39+4

摘自 Ultrasound 2009；17(3)：161－167 Fetal size and dating：charts recommended for clinical obstetric practice. Pam Loughna，Lyn Chitty，Tony Evans，Trish Chudleigh，并获得授权。

表 1－3　超声测量股骨长—孕龄推算表（孕龄 12～38 周）

	孕龄（周数+天数）		
股骨长（mm）	第 50 百分位数	第 5 百分位数	第 95 百分位数
10	13+0	12+1	13+6
11	13+2	12+3	14+1
12	13+4	12+5	14+4
13	13+6	13+0	14+6
14	14+1	13+1	15+1
15	14+3	13+3	15+3
16	14+5	13+5	15+6
17	15+0	14+0	16+1
18	15+2	14+2	16+3
19	15+5	14+4	16+6
20	16+0	14+6	17+1
21	16+2	15+1	17+3

（续表）

	孕龄（周数+天数）		
股骨长（mm）	第 50 百分位数	第 5 百分位数	第 95 百分位数
22	16+4	15+3	17+6
23	16+6	15+5	18+1
24	17+2	16+0	18+4
25	17+4	16+2	18+6
26	17+6	16+4	19+2
27	18+2	16+6	19+5
28	18+4	17+1	20+0
29	18+6	17+4	20+3
30	19+2	17+6	20+5
31	19+4	18+1	21+1
32	20+0	18+3	21+4
33	20+2	18+5	22+0
34	20+5	19+1	22+2
35	21+0	19+3	22+5
36	21+3	19+5	23+1
37	21+5	20+1	32+4
38	22+1	20+3	24+0
39	22+4	20+5	24+3
40	22+6	21+1	24+6
41	23+2	21+3	25+2
42	23+5	21+6	25+5
43	24+1	22+1	26+1
44	24+3	22+4	26+4
45	24+6	22+6	27+1
46	25+2	23+2	27+4
47	25+5	23+4	28+0
48	26+1	24+0	28+3
49	26+4	24+3	29+0
50	27+0	24+5	29+3
51	27+3	25+1	30+0
52	27+6	25+4	30+3

（续表）

	孕龄（周数+天数）		
股骨长（mm）	第 50 百分位数	第 5 百分位数	第 95 百分位数
53	28+2	26+0	31+0
54	28+5	26+2	31+3
55	29+2	26+5	32+0
56	29+5	27+1	32+3
57	30+1	27+4	33+0
58	30+4	28+0	33+4
59	31+1	28+3	34+1
60	31+4	28+6	34+4
61	32+1	29+2	35+1
62	32+4	29+5	35+5
63	33+1	30+1	36+2
64	33+4	30+4	36+6
65	34+1	31+0	37+3
66	34+4	31+3	38+0
67	35+1	32+0	38+5

摘自 Fetal size and dating：charts recommended for clinical obstetric practice. Ultrasound 2009；17(3)：161－167, Pam Loughna, Lyn Chitty, Tony Evans, Trish Chudleigh,并获得授权。

病理性胎儿生物学测量：最小数据集

全面细致地测量和记录生长参数是围生儿尸检不可或缺的一部分[9-13]。尺子、绳子和卡尺的使用技术并不复杂，但需要适当的培训。为了获得可靠的器官测量值，需要一台优质、定期维护的秤。涉及发育异常的婴儿尸体测量，比如骨骼、脊椎畸形或甲醛固定的严重浸软且关节松弛的病例，需要不同的方法和实践经验来测量。可以使用数码图像进行测量，比如说长骨可以使用放射学方法进行测量。好的操作方法不仅在开始做验尸报告时就记录测量值，还会进一步将这些数值录入到数据库中，以便以后创建以机构的人群为基础的统计数据库。系统化的生物特征线性测量是最小数据集的重要组成部分,包括立高(顶踵长,crown heel length,CHL),即颅骨顶与足底的距离;坐高(头臀长,crown-rump length,CRL),即从头顶到臀部最远点的距离;足长(趾跟长,toe heel length),即跟骨后凸和最远脚趾尖之间的距离;头围(枕额围,occipito-frontal circumference,OFC),即眉毛上方和后枕骨最远的点之间距离。头围和头臀长通常等于股骨长和足长。线性测量的单位是厘米,保留一位小数或保留到毫米。胸围(chest circumference, CCF)在乳头水平处测量,和腹围(abdominal circumference, ACF)在脐部水平测量,尽管广泛用于产科超声评估,但会因死亡后的改变而有偏差,尤其对于浸软的死胎而言没有意义(图 1-1)。人体测量标准化有助于识别生长问题、发育异常、显著的

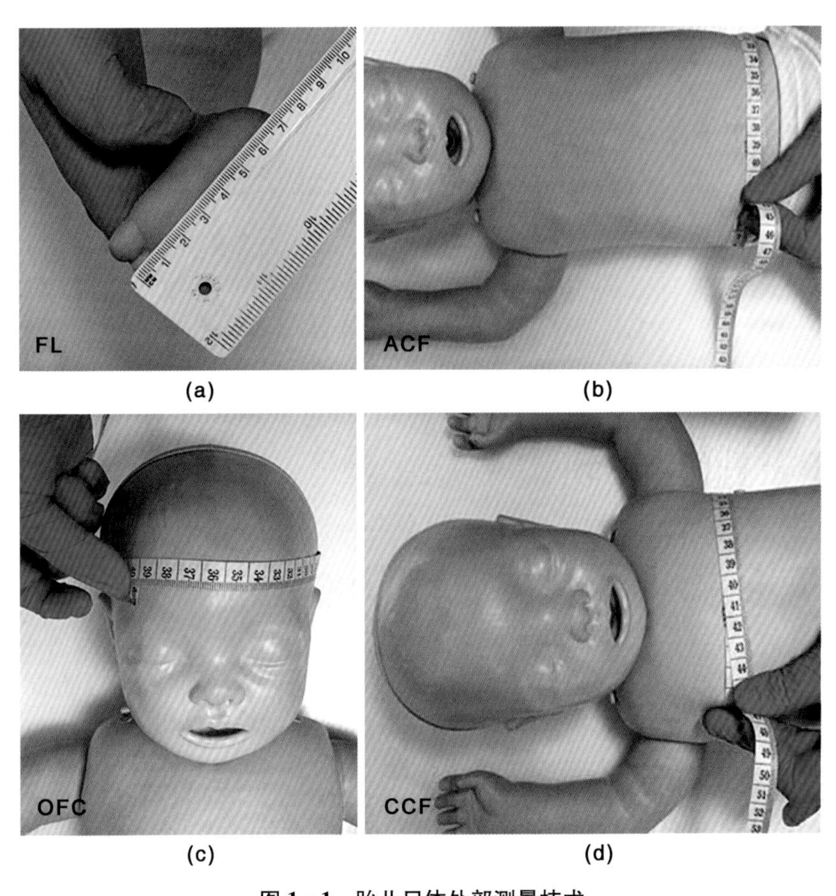

图 1-1　胎儿尸体外部测量技术

(a) FL,足长;(b) ACF,腹围;(c) OFC,枕额围或头围;(d) CCF,胸围。

面部异常和微小的畸形特征,为临床遗传学家提供有价值的信息。内外眦距离(眼睛内外眦间距,inner-/outer-canthal distance,I/OCD)、眼裂长度、瞳距(瞳孔中心或眼睑中点之间的距离,interpupillary distance,IPD)、人中长度(鼻中隔外缘与上唇中线凹陷之间的距离,philtrum length,PL)、乳间距(乳头中点之间距离)和手长度是遗传尸检中经常使用的参数[13-16](图 1-2)。

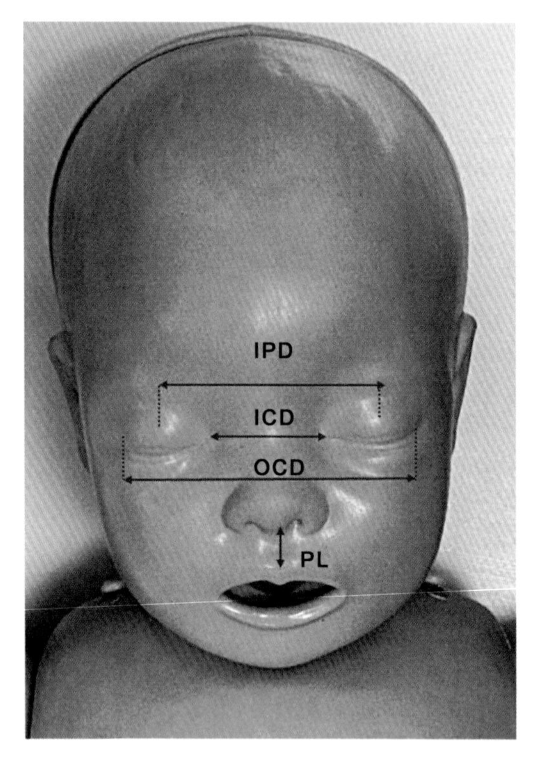

图 1-2　面部测量

IPD,瞳距;ICD,内眦间距;OCD,外眦间距;PL,人中长。

如有必要,可以在尸检过程中使用 X 射线对所有长骨进行测量。不过用于作比较的长骨测量值的标准曲线却是在超声扫描基础上测量的。

除线性测量外,体重和器官重量在验尸报告中也起着重要作用。称重的时候要脱去包裹、衣服,拔掉插管。只要条件允许,就要计算个体化体重(出生体重)的百分位数。尸检报告中的体重和器官重量一样，以克为单位，保留一位小数。与正常值的偏差应通过标准差（SD）或百分位数进行量化。百分位数大于 90% 和小于 10% 且偏差大于 1SD 通常被认定为异常。

胎盘检查是围生期尸检的一部分，必须像测量和记录婴儿的生物统计参数那样测量称重。第四章“胎盘”对此进行讨论，并推荐了标准表格。

以下小节将讨论标准出生体重、器官重量和线性测量表及曲线的使用以及选择参照表的原则。

孕龄的病理学测定

在新近的围生期死亡、死产或自然流产物尸检病例中，如果有准确（超声检查）且及时（早孕期）确定的胎龄做参考，则可以直接将胎儿测量值和器官重量与参照值比较。

对于未确定孕龄的未浸软胎儿——在未登记怀孕或隐瞒怀孕史的情况下——29 周之前的足长和尸检 X 射线测量的股骨长度是确定胎龄的可靠指标，29 周之后的测量值受个体差异影响，推算孕龄不够准确。此外，其他形态学指标以及发育和器官成熟的程度都有助于确定胎儿年龄——从大脑的脑回到各种骨化中心的出现、放射状肺泡计数、皮肤或肾皮质的发育等。这些都在第二章“胎儿尸体解剖”中进行了详细讨论。

尽管有必要对严重浸软的胎儿进行胎龄评估，但这个过程常常充满挑战，比如中枢神经系统的髓鞘形成模式、肾皮质中肾小球的形成数或其他组织标记物能够提供的信息非常少。检查者常常遇到头臀长（CRL）、顶踵长（CHL），尤其是头围（OFC）的测量值受浸软影响的情况，特别是在严重浸软的案例中，这些测量值几乎没有什么价值，而足长则可帮助确定胎龄——除非脚脱水木乃伊化。X 线准确测量尸体股骨长度有助确定孕龄。对照胎儿生长图表的股骨-孕龄对照表可以推断孕龄（图 1－3）。

可以用表 1－4 放射线测量股骨长度协助确定孕龄。

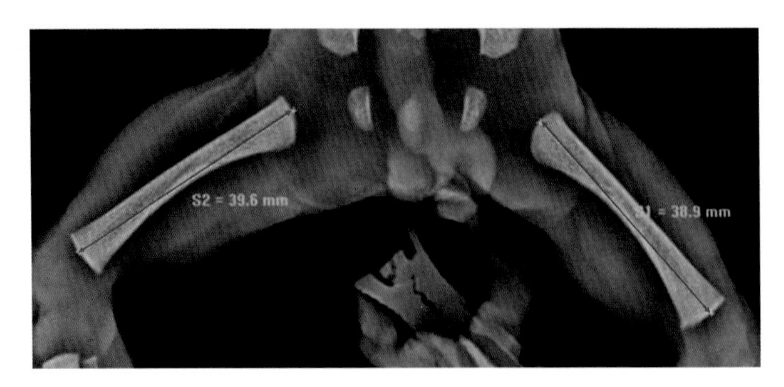

图 1-3　在电脑放射成像仪上测量股骨长度

表 1-4　股骨长度-孕龄推算表(孕龄 11~42 周)

孕周统计	股骨(mm)第 3 百分位数	股骨(mm)第 10 百分位数	股骨(mm)第 50 百分位数	股骨(mm)第 90 百分位数	股骨(mm)第 97 百分位数
11	4	4	6	8	10
12	4	4	8	10	12
13	8	8	12	12	14
14	10	12	14	16	16
15	12	14	16	20	20
16	16	16	20	22	24
17	16	20	22	24	26
18	20	24	24	28	28
19	24	24	28	32	32
20	26	28	32	34	36
21	28	32	34	36	38
22	32	32	36	40	40
23	34	36	40	42	44
24	36	36	40	44	44
25	34	38	44	48	48
26	38	42	46	48	52
27	40	44	48	52	52
28	44	46	52	54	56
29	42	48	52	56	58
30	48	48	56	60	62

（续表）

孕周统计	股骨(mm)第 3 百分位数	股骨(mm)第 10 百分位数	股骨(mm)第 50 百分位数	股骨(mm)第 90 百分位数	股骨(mm)第 97 百分位数
31	52	52	58	64	64
32	52	56	60	64	66
33	58	60	64	66	68
34	60	60	64	68	70
35	60	64	68	72	72
36	64	64	68	72	76
37	64	66	72	76	78
38	66	68	72	78	80
39	66	70	76	80	82
40	70	72	78	80	84
41	74	76	80	84	84
42	76	76	80	82	84

尸检 X 射线，BWC 医院数据。

参考文献

[1] Loughna P, Chitty L, Evans T, et al. Fetal size and dating: charts recommended for clinical obstetric practice. Ultrasound, 2009, 17(3): 161-167. https://doi.org/10.117 9/174313409X448543.

[2] Butt K, Lim K, Diagnostic Imaging Committee. Determination of gestational age by ultrasound. J Obstet Gynaecol Can, 2014, 36(2): 171-181. https://doi.org/10.1016/S1701-2163(15)30664-2.

[3] Kiserud T, Benachi A, Hecher K, et al. The World Health Organization fetal growth charts: concept, findings, interpretation, and application. Am J Obstet Gynecol, 2018, 218(2S): S619-629. https://doi.org/10.1016/j.ajog.2017.12.010.

[4] Villar J, Cheikh Ismail L, Victora CG, et al. International standards for newborn weight, length, and head circumference by gestational age and sex: the Newborn Cross-Sectional Study of the INTERGROWTH-21st Project. Lancet, 2014, 384(9946): 857-868. https://doi.org/10.1016/S0140-6736(14)60932-6.

[5] Salomon LJ, Alfirevic Z, Da Silva CF, et al. ISUOG practice guidelines:

ultrasound assessment of fetal biometry and growth. Ultrasound Obstet Gynecol, 2019, 53(6): 715-723. https://doi.org/10.1002/uog.20272.

[6] Vayssière C, Sentilhes L, Ego A, et al. Fetal growth restriction and intra-uterine growth restriction: guidelines for clinical practice from the French College of Gynaecologists and Obstetricians. Eur J Obstet Gynecol Reprod Biol, 2015, 193: 10-18. https://doi.org/10.1016/j.ejogrb.2015.06.021. Epub 2015 Jul 2.

[7] Wigglesworth JS, Singer DB. Textbook of fetal and perinatal pathology, vol. 2. 2nd ed. Malden: Blackwell Science, 1998.

[8] Khong TY. The perinatal necropsy. In: Khong TY, Malcomson RDG, editors. Keeling's fetal and neonatal pathology. 5th ed. London: Springer, 2015.

[9] Gilbert-Barness E, Kapur RP, Oligny LL, et al. Potter's pathology of the fetus, infant and child. 2nd ed. Philadelphia: Mosby, 2007.

[10] Cohen M, Scheimberg I. The pediatric and perinatal autopsy manual. Cambridge: Cambridge University Press, 2000. https://doi.org/10.1017/CBO9781139237017.

[11] Gripp K, Slavotinek A, Hall J, et al. Handbook of physical measurements. Oxford: Oxford University Press, 2013.

[12] Archie JG, Collins JS, Lebel RR. Quantitative standards for fetal and neonatal autopsy. Am J Clin Pathol, 2006, 126(2): 256-265.

[13] Merlob P, Sivan Y, Reisner SH. Anthropometric measurements of the newborn infant (27 to 41 gestational weeks). Birth Defects Orig Artic Ser, 1984, 20(7): 1-52.

[14] Omotade O. Facial measurements in the newborn (towards syndrome delineation). J Med Genet, 1990, 27: 358-362. https://doi.org/10.1136/jmg.27.6.358.

[15] Perinatal Institute @ www.gestation.net.

[16] Publications, charts and training recourses of Intergrowth-21 @ https://intergrowth21.tghn.org/.

第二节 胎儿生长的病理评估

贝塔·哈吉泰

各孕周对应正常体重及测量值的标准图表

在分析个案时,必须将收集的数据与特定胎龄的“正常值”作比较。对于何为正常值或在尸检资料中是否存在正常值的讨论由来已久,是个几近哲学的讨论。最近公布了出于社会因素终止妊娠(孕龄12~20周)的相关测量数据,这个数据可能最接近“正常”的定义,采取这种模式也能够将人为因素影响降到最低,但却无法解决孕晚期遇到的问题[1](表1-5和表1-6)。

把多种来源的数据进行整合回归分析是很有意义的,制定围生期各孕龄的身体和面部测量、体重和器官重量的定量标准,在没有当地参考数据的情况下,使用整合的数据定量标准是很好的替代选择[2](表1-7和表1-8)。对来自不同地理区域的多个研究结果比较后发表的数据可以用来进一步评估面部测量[3,4]。足长与孕龄密切相关,如果没有足长数据,手长也是有用的数据——本文还有更多图表供参考(表1-9、图1-4和图1-5)。基于超声生物测定法的长骨测量表也已经发表[5](表1-10、表1-11和表1-12)。

尽管对于是否结合母体特征来做胎儿个体化生长评估有很大的争议性,但目前采用的基于胎儿性别、产次、孕产妇体重指数和种族的个体化生长图表更容易被采纳[6]。在当今时代乃至未来,全球,特别是大城市中,种族融合、多种族人口的比例不断上升,使用混合人口图表更可取[7-9](图1-6)。一项大型的单中心研究公布了婴儿器官重量的参考范围[10],并提供了标准表格供活产、早产和足月婴儿死亡后做尸检时分析参考[11]。

表 1－5　在 12～20 周孕龄期间终止妊娠且无妊娠并发症或异常病理胎儿的大体测量、放射线测量数据及小脑尺寸（均值、标准差、病例数）

	外部参数（cm）							放射参数（cm）					脑直径（mm）
孕龄（周数）	头臀长	头足长	头围	胸围	腹围	足长	手长	双顶径	额枕直径	T5（第五肋骨直径）	肱骨长	股骨长	小脑
n	215	223	190	182	171	215	207	80	84	174	220	216	64
12	6.82±0.73	8.85±1.00	7.03±0.69	5.97±0.68	5.32±0.76	0.90±0.12	0.84±0.14	2	2.72±0.32	1.59±0.15	0.71±0.11	0.71±0.12	9.9±1.41
n	14	14	10	8	8	11	11	1	2	6	10	8	2
13	7.99±0.78	11.11±1.02	7.99±0.82	6.72±0.57	5.51±0.72	1.15±0.11	1.00±0.11	2.24±0.19	2.85±0.23	1.85±0.18	0.93±0.13	0.89±0.15	11.8±0.49
n	43	44	36	33	32	44	42	14	16	36	46	45	7
14	9.51±0.82	13.20±1.19	9.20±0.89	7.81±0.62	6.56±0.80	1.42±0.19	1.27±0.16	2.55±0.19	3.31±0.17	2.19±0.16	1.25±0.14	1.21±0.15	13.01±1.09
n	58	61	52	51	48	58	56	20	22	49	61	60	17
15	10.67±0.83	15.34±1.20	10.78±1.21	9.08±0.79	7.83±1.36	1.72±0.19	1.52±0.19	3.04±0.25	3.71±0.24	2.47±0.18	1.56±0.15	1.55±0.15	13.84±0.88
n	35	37	32	32	28	35	35	15	17	30	37	37	10
16	11.53±1.03	16.77±1.21	12.01±0.72	10.29±0.66	8.42±0.99	2.03±0.12	1.75±0.21	3.42±0.20	4.19±0.22	2.75±0.15	1.85±0.14	1.83±0.15	14.96±0.86
n	24	26	22	22	20	25	23	8	7	20	25	25	11
17	12.73±0.55	18.55±0.90	13.27±0.79	11.11±0.79	8.56±1.05	2.34±0.14	1.97±0.16	3.63±0.23	4.33±0.28	2.98±0.23	2.12±0.13	2.13±0.13	16.25±0.88
n	20	20	18	16	16	21	19	13	6	13	20	20	8
18	13.89±0.66	20.49±0.65	14.58±0.97	11.90±0.88	9.45±0.76	2.62±0.21	2.32±0.20	3.89±0.36	4.93±0.22	3.24±0.25	2.41±0.12	2.45±0.17	17.65±0.5
n	11	11	11	11	11	11	11	5	8	11	11	11	6
19	15.18±0.71	22.88±1.58	15.82±1.35	12.64±0.47	10.34±1.30	2.95±0.18	2.42±0.08	4.30±0.28	5.44±0.32	3.40±0.20	2.75±0.12	2.90±0.21	19.25±0.35
n	6	6	5	5	5	6	6	2	4	6	6	6	2
20	16.67±0.46	25.48±1.23	16.88±0.68	14.23±0.13	11.97±1.12	3.31±0.18	2.72±0.15	4.38±0.04	5.93±0.04	3.63±0.08	3.00±0.11	3.10±0.14	20
n	4	4	4	4	3	4	4	2	2	3	4	4	1

表 1－6 在 12～20 周孕龄期间终止妊娠且无妊娠并发症或异常病理的胎儿及器官重量（均值、标准差、病例数）

孕龄（周数）	胎儿	脑	心脏	肺	右肺	左肺	胸腺	肝脏	脾	肾脏	右肾	左肾	肾上腺	胎盘
n	203	145	160	177	115	115	106	151	111	163	93	93	151	196
12	17.86±4.80	3.6±2.03	0.15±0.09	0.49±0.24	—	—	0.07±0.05	1.15±0.43	0.05±0.07	0.2±0.13	—	—	0.10±0.06	39.02±42.32
n	12	5	6	7	—	—	3	5	2	5	—	—	5	9
13	28.11±6.41	5.26±1.14	0.21±0.06	0.89±0.29	0.45±0.16	0.39±0.14	0.03±0.01	1.49±0.30	0.03±0.03	0.21±0.07	0.1±0.03	0.1±0.03	0.14±0.06	43.86±14.91
n	41	25	29	33	17	17	11	25	13	29	9	9	22	35
14	45.88±10.58	7.96±2.03	0.33±0.12	1.52±0.43	0.81±0.23	0.67±0.2	0.08±0.11	2.36±0.52	0.05±0.04	0.36±0.13	0.18±0.08	0.18±0.07	0.25±0.08	51.64±21.53
n	57	43	41	49	31	31	23	45	26	42	25	25	41	54
15	69.41±13.07	11.33±2.21	0.46±0.15	2.34±0.58	1.23±0.39	0.99±0.3	0.09±0.06	3.37±0.66	0.07±0.06	0.53±0.15	0.25±0.05	0.25±0.06	0.35±0.12	63.44±17.18
n	32	21	29	29	17	17	21	25	21	28	12	12	27	33
16	98.60±11.60	15.48±3.19	0.64±0.12	3.04±0.55	1.69±0.32	1.44±0.25	0.12±0.04	4.63±0.78	0.09±0.06	0.71±0.19	0.35±0.08	0.37±0.1	0.44±0.09	74.24±18.09
n	25	19	18	20	17	17	15	19	17	19	16	16	19	25
17	125.21±17.84	20.13±2.62	0.80±0.19	3.93±0.61	2.13±0.36	1.77±0.29	0.22±0.13	6.07±1.07	0.10±0.04	1.11±0.33	0.55±0.17	0.56±0.17	0.61±0.17	80.97±24.08
n	15	15	18	19	16	16	16	14	14	19	14	14	18	20
18	172.04±25.16	26.26±4.48	1.14±0.36	4.89±0.76	2.67±0.45	2.24±0.35	0.24±0.06	7.92±1.21	0.15±0.04	1.43±0.20	0.7±0.1	0.71±0.11	0.90±0.23	91.64±16.91
n	11	11	11	11	10	10	10	10	9	11	10	10	10	11
19	228.47±43.37	34.58±5.02	1.65±0.43	6.09±0.25	3.37±0.09	2.79±0.14	0.35±0.04	10.77±1.45	0.20±0.08	1.76±0.51	0.88±0.35	0.86±0.29	1.05±0.24	120.83±29.96
n	6	4	5	6	5	5	4	5	6	6	4	4	6	6
20	306.50±26.71	46.0±0.57	1.99±0.18	6.64±1.15	3.63±0.95	2.97±0.74	0.45±0.14	12.76±1.23	0.35±0.05	2.63±0.63	1.22±0.17	1.12±0.16	1.27±0.32	116.00±22.98
n	4	2	3	3	2	2	3	3	3	4	3	3	3	4

表 1－7　不同孕龄胎儿的线性指标测量值和标准差[a]

孕龄（周数）	顶踵长	头臀长	头围	双顶径	眼外眦间距	眼内眦间距	人中长	胸围	乳间距	腹围	手长	足长	小肠长	大肠长
12	93.0±9.7	76.1±6.7	67.7±11.6	19.5±3.5	14.0±4.0	6.04±1.55	—	—	14.1±3.4	—	—	9.74±1.11	194	20
13	114±11	86.7±7.8	82.1±11.7	23.2±3.6	16.7±4.0	6.93±1.56	2.80	76.7	16.3±3.5	59.8	11.3	12.3±1.1	282	39
14	134±12	97.7±8.8	96.2±11.9	26.8±3.6	19.3±4.0	7.80±1.57	3.09	86.1	18.5±3.7	68.9	13.7	15.1±1.1	370	58
15	154±14	109±10	110±12	30.4±3.7	21.9±4.0	8.64±1.58	3.39	95.4	20.7±3.9	78.0	16.1	17.9±1.1	458	77
16	174±15	121±11	123±12	33.9±3.8	24.4±4.0	9.45±1.59	3.68	105	22.9±4.1	87.2	18.6	20.9±1.2	547	96
17	193±16	133±11	136±12	37.3±3.8	26.8±4.0	10.2±1.6	3.98	114	25.0±4.3	96.3	21.0	24.0±1.2	635	115
18	212±17	145±12	149±13	40.7±3.9	29.2±4.0	11.0±1.6	4.27	124	27.2±4.4	105	23.4	27.2±1.4	723	134
19	230±18	158±13	161±13	43.9±4.0	31.5±4.1	11.7±1.6	4.57	133	29.4±4.6	115	25.8	30.5±1.5	811	152
20	247±19	171±14	173±13	47.1±4.1	33.8±4.1	12.5±1.6	4.86	142	31.6±4.8	124	28.2	33.9±1.7	900	171
21	264±19	184±14	185±13	50.2±4.1	35.9±4.1	13.1±1.7	5.16	152	33.8±5.0	133	30.6	37.2±1.9	988	190
22	278±20	195±15	196±13	53.3±4.2	38.1±4.1	13.8±1.7	5.45	161	36.0±5.1	142	32.9	40.0±2.1	1 076	209
23	291±20	204±15	207±14	56.2±4.3	40.1±4.1	14.4±1.7	5.75	170	38.2±5.3	151	35.3	41.7±2.4	1 164	228
24	303±21	213±16	218±14	59.1±4.3	42.1±4.1	15.0±1.7	6.04	180	40.4±5.5	160	37.8	43.8±2.6	1 253	247
25	316±22	223±17	228±14	61.9±4.4	44.0±4.1	15.6±1.7	6.33	189	42.6±5.7	169	40.4	46.0±3.0	1 341	266
26	328±23	232±18	238±14	64.7±4.5	45.9±4.1	16.2±1.7	6.63	199	44.8±5.8	179	43.0	48.0±3.5	—	—
27	340±26	242±19	248±14	67.3±4.5	47.7±4.2	16.7±1.7	—	208	47.0±6.0	—	45.7	50.0±3.9	—	—

（续表）

孕龄（周数）	顶踵长	头臀长	头围	双顶径	眼外眦间距	眼内眦间距	人中长	胸围	乳间距	腹围	手长	足长	小肠长	大肠长
28	351±30	250±21	257±14	69.9±4.6	49.4±4.2	17.2±1.7	—	217	49.2±6.2	—	48.4	52.0±4.3	—	—
29	362±33	259±24	266±15	72.4±4.7	51.1±4.2	17.7±1.7	—	227	51.4±6.4	—	51.0	54.1±4.9	—	—
30	374±35	267±27	275±15	74.8±4.8	52.7±4.2	18.1±1.8	—	236	53.5±6.6	—	53.4	56.2±5.4	—	—
31	386±37	276±30	283±15	77.2±4.8	54.2±4.2	18.6±1.8	—	245	55.7±6.7	—	55.6	58.2±6.0	—	—
32	397±38	284±32	291±15	79.4±4.9	55.7±4.2	19.0±1.8	—	255	57.9±6.9	—	576±2.1	60.4±6.3	—	—
33	408±40	292±33	298±15	81.6±5.0	57.1±4.2	19.3±1.8	—	264	60.1±7.1	—	59.2±2.9	62.5±6.4	—	—
34	419±41	301±33	306±16	83.7±5.0	58.5±4.2	19.7±1.8	—	274	62.3±7.3	—	60.5±4.1	64.7±6.6	—	—
35	432±43	310±33	312±16	85.8±5.1	59.8±4.2	20.0±1.8	—	283	64.5±7.4	—	61.9±4.8	66.9±6.7	—	—
36	444±44	318±33	319±16	87.8±5.2	61.0±4.3	20.3±1.8	—	292	66.7±7.6	—	63.2±5.1	69.2±6.7	—	—
37	457±44	327±32	325±16	89.6±5.2	62.2±4.3	20.6±1.8	—	302	68.9±7.8	—	64.4±5.4	71.3±6.7	—	—
38	470±44	336±32	331±16	91.5±5.3	63.3±4.3	20.8±1.9	—	311	71.1±8.0	—	65.4±5.5	73.4±6.7	—	—
39	482±44	344±30	336±17	93.2±5.4	64.3±4.3	21.0±1.9	—	321	73.3±8.1	—	66.3±5.5	75.6±6.7	—	—
40	493±42	352±29	342±17	94.9±5.5	65.3±4.3	21.2±1.9	—	330	75.5±8.3	—	670±5.3	77.8±6.6	—	—
41	505±41	360±27	346±17	96.4±5.5	66.2±4.3	21.4±1.9	—	—	77.7±8.5	—	676±4.9	80.1±6.4	—	—
42	516±38	367±25	351±17	97.9±5.6	67.0±4.3	21.5±1.9	—	—	79.9±8.7	—	68.0±4.2	82.5±6.3	—	—

注：[a]数据为平均值或平均值±标准差。线性测量值单位为 mm。

表 1－8　不同纠正孕龄胎儿的预期体重和器官重量及标准差[a]

孕龄(周数)	体　重	脑	胸　腺	肺	心　脏	肝　脏	脾　脏	肾上腺	胰　脏	肾　脏
12	20.9±6.6	3.20±1.44	0.01±0.01	0.50±0.28	0.15±0.02	1.01±0.38	0.01±0.01	0.10±0.03	—	0.16±0.04
13	31.2±10.1	5.19±1.95	0.03±0.01	1.08±0.45	0.20±0.06	1.38±0.57	0.01±0.01	0.15±0.05	—	0.22±0.07
14	49.1±14.5	8.14±2.58	0.05±0.02	1.79±0.67	0.31±0.11	2.18±0.84	0.03±0.02	0.23±0.08	—	0.36±0.13
15	74.7±19.8	12.0±3.3	0.09±0.04	2.64±0.92	0.50±0.17	3.41±1.18	0.05±0.03	0.33±0.12	—	0.59±0.19
16	108±26	16.9±4.2	0.14±0.06	3.61±1.21	0.76±0.24	5.06±1.60	0.09±0.05	0.47±0.16	—	0.90±0.28
17	149±33	22.8±5.2	0.20±0.08	4.70±1.55	1.10±0.31	7.14±2.10	0.15±0.07	0.64±0.22	—	1.30±0.39
18	197±42	29.7±6.3	0.28±0.12	5.92±1.92	1.50±0.40	9.65±2.66	0.21±0.10	0.84±0.30	—	1.79±0.51
19	255±51	37.2±7.6	0.41±0.17	7.30±2.34	1.88±0.49	12.8±3.3	0.30±0.14	1.03±0.34	—	2.36±0.65
20	319±61	45.7±8.9	0.54±0.23	8.84±2.80	2.41±0.59	16.5±4.0	0.41±0.18	1.29±0.41	0.50±0.14	3.00±0.81
21	389±72	54.6±10.4	0.72±0.29	10.4±3.3	2.89±0.71	19.9±4.8	0.54±0.22	1.51±0.49	0.54±0.21	3.63±0.99
22	452±84	63.7±12.0	0.92±0.37	12.0±3.8	3.38±0.82	22.7±5.7	0.66±0.28	1.73±0.57	0.60±0.26	4.23±1.18
23	510±97	72.3±13.8	1.15±0.46	13.5±4.4	3.81±0.96	24.3±6.5	0.75±0.32	1.88±0.66	0.68±0.31	4.77±1.39
24	579±115	82.8±15.6	1.38±0.58	15.0±5.0	4.23±1.12	26.4±7.1	0.91±0.36	2.00±0.74	0.77±0.34	5.65±1.63
25	660±134	93.4±17.4	1.63±0.71	16.8±5.6	4.80±1.31	29.4±7.8	1.11±0.44	2.16±0.82	0.85±0.36	6.55±1.91
26	744±163	105±19	1.96±0.86	18.7±6.2	5.50±1.57	33.2±8.8	1.38±0.55	2.36±0.90	0.92±0.38	7.46±2.21
27	839±199	118±21	2.37±1.02	20.6±6.8	6.28±1.84	37.8±9.9	1.78±0.71	2.58±0.99	1.01±0.38	8.53±2.53
28	946±239	135±24	2.85±1.22	22.7±7.3	7.13±2.11	42.6±11.5	2.26±0.96	2.83±1.10	1.08±0.37	9.75±2.85

（续表）

孕龄(周数)	体　重	脑	胸　腺	肺	心　脏	肝　脏	脾　脏	肾上腺	胰　脏	肾　脏
29	1 064±286	154±26	3.44±1.49	25.1±7.9	7.95±2.44	46.9±13.3	2.73±1.19	3.09±1.21	1.14±0.37	11.1±3.2
30	1 211±330	173±30	4.02±1.85	27.4±8.4	8.84±2.71	51.3±14.8	3.20±1.36	3.36±1.34	1.27±0.39	12.5±3.7
31	1 351±373	191±33	4.52±2.17	29.2±8.8	9.83±2.86	55.9±15.8	3.74±1.58	3.71±1.42	1.46±0.42	13.8±4.0
32	1 492±406	206±35	4.91±2.43	31.2±9.0	10.8±3.0	61.2±17.0	4.37±1.87	4.07±1.50	1.77±0.47	15.0±4.4
33	1 650±433	222±36	5.40±2.63	34.1±9.4	11.9±3.2	66.3±18.8	5.06±2.18	4.42±1.56	1.95±0.55	16.5±4.9
34	1 832±457	242±37	6.03±2.84	37.5±10.1	13.1±3.5	72.8±20.9	5.76±2.51	4.77±1.63	2.11±0.63	18.0±5.3
35	2 040±487	265±39	6.87±3.06	41.7±11.0	14.5±3.7	81.8±22.3	6.47±2.79	5.19±1.76	2.36±0.69	19.6±5.7
36	2 246±511	292±42	7.85±3.22	45.1±12.2	16.0±4.0	92.8±22.9	7.21±3.07	5.74±1.92	2.61±0.77	21.3±6.0
37	2 424±535	319±44	8.95±3.41	47.0±13.2	17.6±4.3	104±23	8.11±3.30	6.46±2.10	2.84±0.85	22.5±6.4
38	2 603±559	340±46	9.61±3.60	48.4±14.0	18.6±4.5	116±26	9.15±3.53	7.01±2.31	3.04±0.94	23.9±6.8
39	2 787±582	355±49	9.98±3.78	49.4±14.8	19.4±4.8	124±29	9.83±3.73	7.44±2.55	3.33±1.04	24.9±7.1
40	2 942±603	368±51	10.2±3.9	50.8±15.5	20.3±5.0	130±32	10.2±3.9	7.75±2.82	3.65±1.15	25.7±7.5
41	3 098±623	382±53	10.2±4.1	52.3±16.1	21.3±5.2	136±36	10.5±4.0	7.99±3.11	4.01±1.26	26.4±7.8
42	3 267±641	395±55	10.1±4.3	54.0±16.5	22.4±5.3	141±40	10.8±4.0	8.14±3.44	4.40±1.39	27.0±8.2
43	3 444±657	408±57	9.83±4.46	55.9±16.8	23.6±5.4	145±45	10.9±4.0	8.21±3.79	—	27.6±8.5
44	3 633±671	421±59	9.44±4.64	57.8±16.9	24.8±5.5	149±50	11.1±4.0	8.22±4.17	—	28.3±8.8

注：[a]肺、肾上腺和肾脏是成对称重的。数据为均值±标准差，重量单位为 g。

表 1-9　11~18 周孕龄胎儿的手长和足长

孕龄(周数)	手长(mm)	足长(mm)
11	10	12
	±2	±2
12	15	17
	±2	±3
13	18	19
	±1	±1
14	19	22
	±1	±2
15	20	25
	±3	±3
16	26	28
	±2	±2
17	27	29
	±3	±4
18	29	33
	±2	±2

效仿 McBride et al. 1984 and Kalousek et al. 1990,(获得授权)摘自 Gilbert-Barness E, Kapur RP, Oligny LL, Siebert JR. Potter's Pathology of the Fetus, Infant and Child(第 2 版). Philadelphia: Mosby, 2007.(获得授权)。

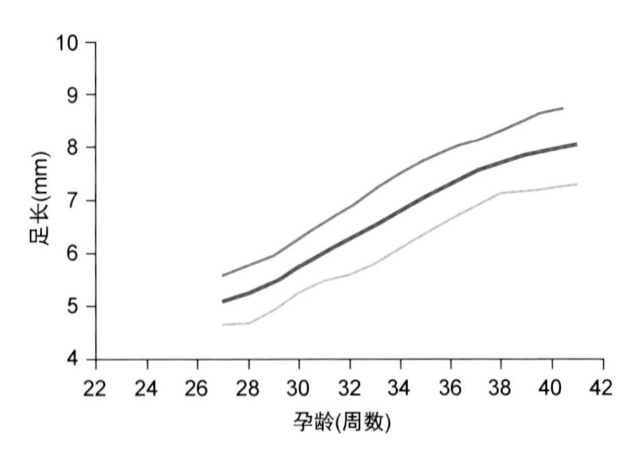

图 1-4　27~42 周孕龄胎儿的足长

摘自 Karen W Gripp et al. Handbook of Foot length (mm) Physical Measurements. Merlob, 1984.(获得授权)。

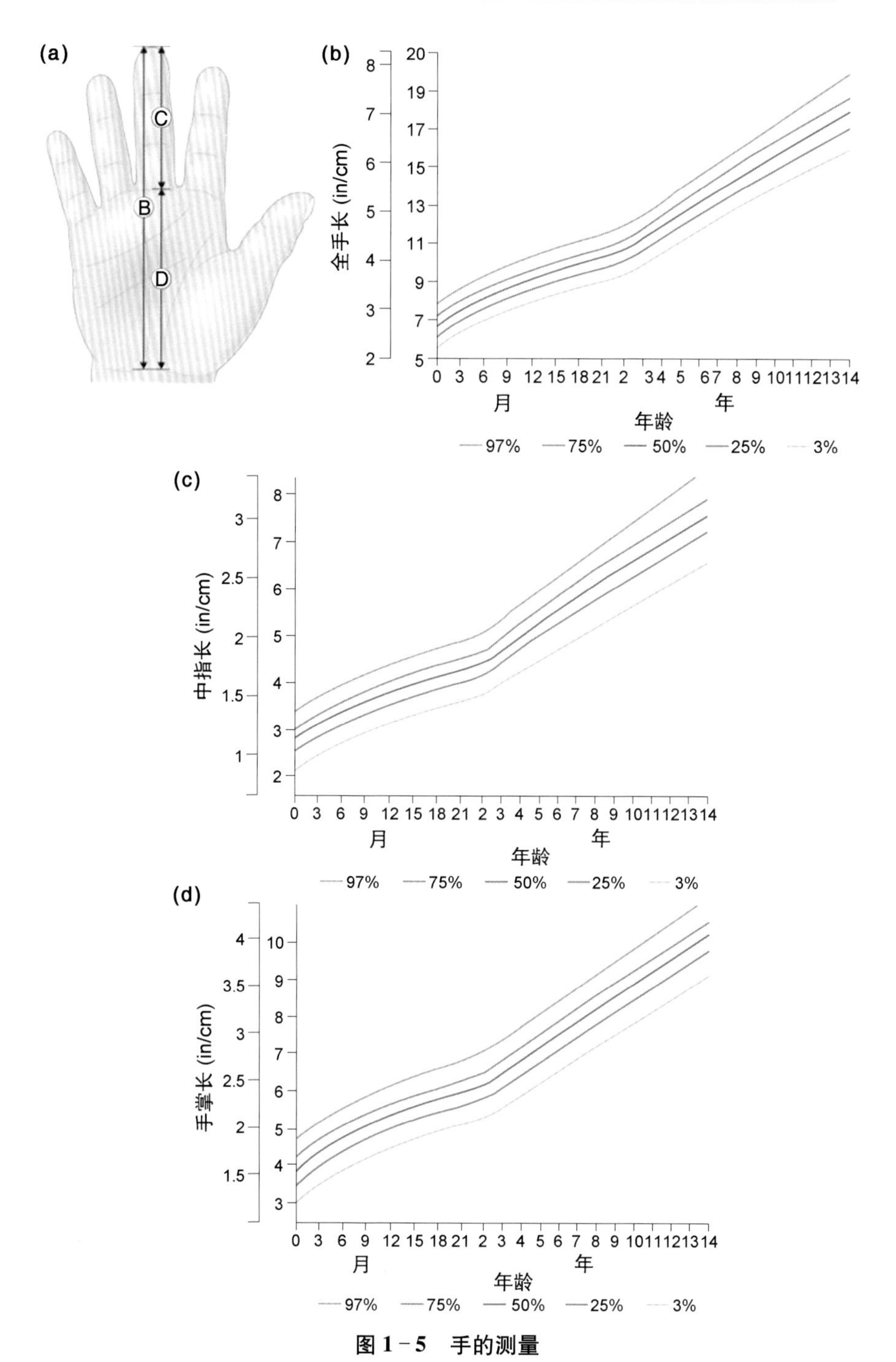

图 1-5　手的测量

摘自 Karen W Gripp et al.Handbook of Foot length（mm）Physical Measurements. Merlob，1984.（获得授权）。

表 1－10　12～42 周孕龄胎儿的肱骨长度
（拟合第 3、第 10、第 50、第 90 及第 97 百分位数）

孕龄（周数）	*n*	拟合百分位数					标准差
		第 3 百分位数	第 10 百分位数	第 50 百分位数	第 90 百分位数	第 97 百分位数	
12	8	3.7	4.8	7.1	9.5	10.6	1.8
13	18	7.2	8.3	10.7	13.1	14.2	1.9
14	18	10.5	11.7	14.1	16.5	17.7	1.9
15	14	13.7	14.8	17.3	19.8	21.0	2.0
16	15	16.7	17.9	20.4	23.0	24.2	2.0
17	22	19.6	20.8	23.4	26.0	27.2	2.0
18	18	22.3	23.6	26.2	28.9	30.1	2.1
19	22	24.9	26.2	28.9	31.6	32.9	2.1
20	21	27.4	28.7	31.5	34.2	35.5	2.2
21	22	29.8	31.2	34.0	36.8	38.1	2.2
22	20	32.1	33.5	36.3	39.2	40.5	2.2
23	22	34.3	35.7	38.6	41.5	42.9	2.3
24	24	36.4	37.8	40.7	43.7	45.1	2.3
25	20	38.4	39.8	42.8	45.8	47.2	2.4
26	19	40.3	41.7	44.8	47.9	49.3	2.4
27	24	42.1	43.6	46.7	49.8	51.3	2.4
28	20	43.9	45.3	48.5	51.7	53.2	2.5
29	21	45.5	47.0	50.2	53.3	55.0	2.5
30	19	47.1	48.6	51.9	55.2	56.7	2.6
31	26	48.6	50.2	53.5	56.8	58.4	2.6
32	25	50.0	51.6	55.0	58.4	59.9	2.6
33	23	51.4	53.0	56.4	59.8	61.5	2.7
34	20	52.7	54.3	57.8	61.3	62.9	2.7
35	20	53.9	55.6	59.1	62.6	64.3	2.8
36	24	55.1	56.8	60.3	63.9	65.6	2.8
37	19	56.2	57.9	61.5	65.1	66.8	2.8
38	20	57.2	58.9	62.6	66.3	68.0	2.9
39	14	58.2	60.0	63.7	67.4	69 2	2.9
40	13	59.1	60.9	64.7	68.5	70.3	3.0
41	25	60.0	61.8	65.6	69.5	71.3	3.0
42	17	60.8	62.6	66.5	70.4	72.2	3.0
Total	613						

表 1－11　12～42 周孕龄胎儿的尺骨长度
（拟合第 3、第 10、第 50、第 90 及第 97 百分位数）

孕龄（周数）	n	拟合百分位数					标准差
		第 3 百分位数	第 10 百分位数	第 50 百分位数	第 90 百分位数	第 97 百分位数	
12	6	3.9	5.0	7.3	9.6	10.7	1.8
13	13	6.2	7.3	9.6	12.0	13.1	1.8
14	15	8.8	9.9	12.4	14.8	15.9	1.9
15	12	11.6	12.8	15.3	17.8	18.9	1.9
16	11	14.5	15.7	18.2	20.8	22.0	2.0
17	18	17.3	18.6	21.2	23.8	25.0	2.0
18	16	20.1	21.4	24.0	26.7	28.0	2.1
19	24	22.8	24 0	26.8	29.5	30.8	2.1
20	22	25.3	26.6	29.4	32.2	33.5	2.2
21	20	27.8	29.1	32.0	34.8	36.2	2.2
22	20	30.1	31.4	34.4	37.3	38.7	2.3
23	21	32.3	33.7	36.6	39.6	41.0	2.3
24	21	34.3	35.8	38.8	41.9	43.3	2.4
25	22	36.3	37.8	40.9	44.0	45.5	2.4
26	20	38.2	39.7	42.8	46.0	47.5	2.5
27	24	39.9	41.5	44.7	47.9	49.5	2.5
28	20	41.6	43.2	46.5	49.8	51.3	2.6
29	21	43.2	44.8	48.2	51.5	53.1	2.6
30	20	44.7	46.3	49.8	53.2	54.8	2.7
31	27	46.2	47.8	51.3	54.8	56.4	2.7
32	25	47.5	49.2	52.7	56.3	58.0	2.8
33	23	48.8	50.5	54.1	57.7	59.4	2.8
34	17	50.0	51.8	55.4	59.1	60.8	2.9
35	21	51.2	53.0	56.7	60.4	62.2	2.9
36	20	52.3	54.1	57.9	61.7	63.5	3.0
37	19	53.4	55.2	59.1	62.9	64.7	3.0
38	17	54.4	56.2	60.2	64.1	65.9	3.1
39	12	55.4	57.2	61.2	65.2	67.1	3.1
40	11	56.3	58.2	62.2	66.3	68.2	3.2
41	20	57.2	59.1	63.2	67.3	69.3	3.2
42	14	58.0	60.0	64.1	68.3	70.3	3.3
总计	572						

表 1－12　12～42 周孕龄胎儿的股骨长度
（拟合第 3、第 10、第 50、第 90 及第 97 百分位数）

孕龄（周数）	*n*	拟合百分位数					标准差
		第 3 百分位数	第 10 百分位数	第 50 百分位数	第 90 百分位数	第 97 百分位数	
12	10	4.4	5.5	7.7	10.0	11.1	1.8
13	18	7.5	8.6	10.9	13.3	14.4	1.8
14	18	10.6	11.7	14.1	16.5	17.6	1.9
15	15	13.6	14.7	17.2	19.7	20.8	1.9
16	20	16.5	17.7	20.3	22.8	24.0	2.0
17	23	19.4	20.7	23.3	25.9	27.2	2.1
18	20	22.3	23.6	26.3	29.0	30.2	2.1
19	25	25.1	26.4	29.2	32.0	33.3	2.2
20	22	27.9	29.2	32.1	34.9	36.3	2.2
21	23	30.6	32.0	34.9	37.8	39.2	2.3
22	22	33.2	34.6	37.6	40.6	42.0	2.3
23	22	35.8	37.2	40.3	43.4	44.8	2.4
24	25	38.3	39.8	42.9	46.1	47.6	2.5
25	22	40.8	42.3	45.5	48.7	50.2	2.5
26	22	43.1	44.7	48.0	51.3	52.8	2.6
27	24	45.4	47.0	50.4	53.8	55.3	2.6
28	20	47.6	49.3	52.7	56.2	57.8	2.7
29	22	49.8	51.4	55.0	58.5	60.1	2.8
30	21	51.8	53.5	57.1	60.7	62.4	2.8
31	27	53.8	55.5	59.2	62.9	64.6	2.9
32	26	55.7	57.4	61.2	64.9	66.7	2.9
33	23	57.5	59.3	63.1	66.9	68.7	3.0
34	20	59.2	61.0	64.9	68.8	70.6	3.0
35	22	60.8	62.6	66.6	70.6	72.4	3.1
36	25	62.3	64.2	68.2	72.3	74.1	3.2
37	19	63.7	65.6	69.7	73.8	75.8	3.2
38	21	64.9	66.9	71.1	75.3	77.3	3.3
39	14	66.1	68.1	72.4	76.7	78.7	3.3
40	15	67.2	69.2	73.6	77.9	79.9	3.4
41	26	68.1	70.2	74.6	79.0	81.1	3.5
42	17	69.0	71.1	75.6	80.1	82.2	3.5
汇总	649						

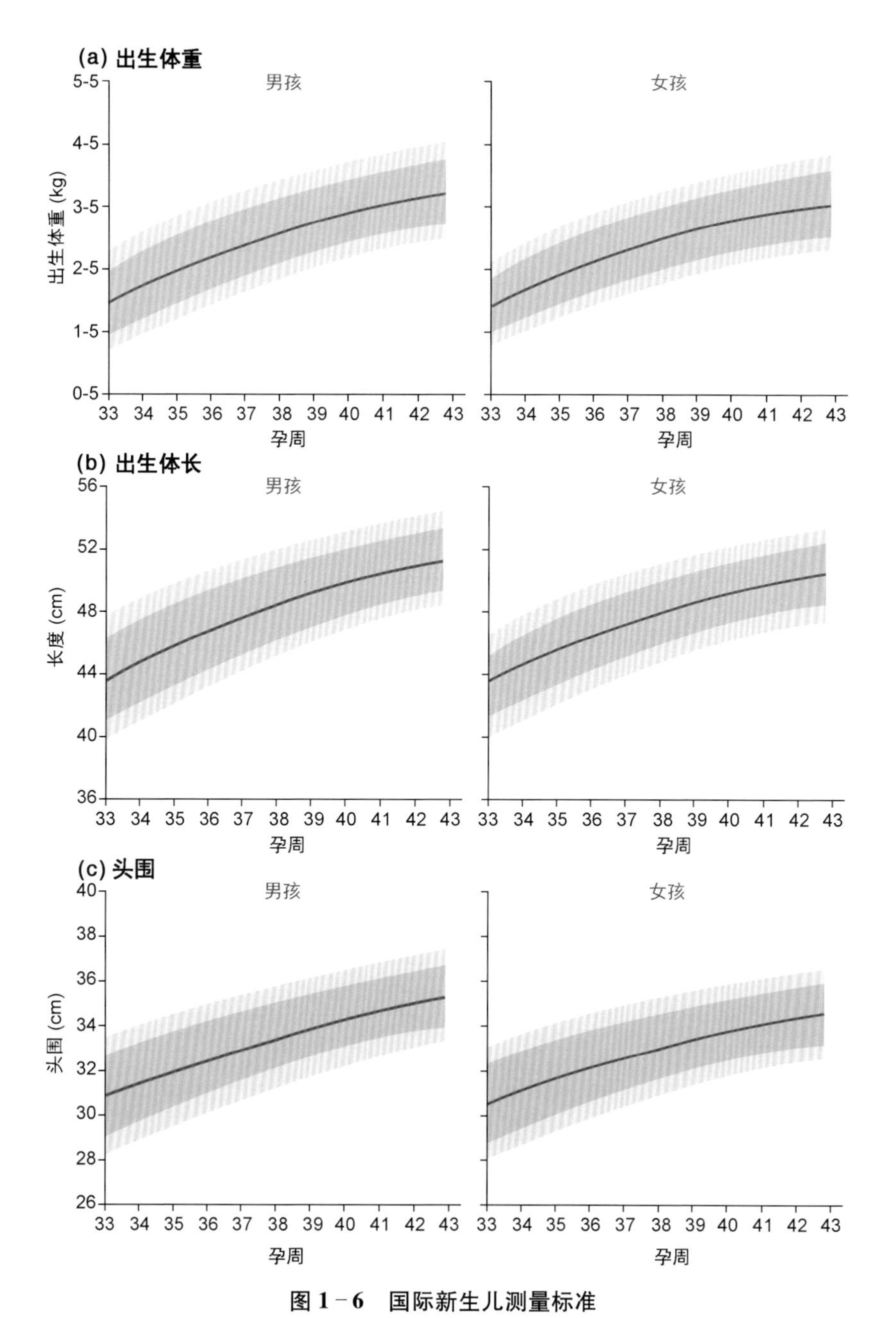

图 1-6　国际新生儿测量标准

摘自 Villar et al.International standards for newborn weight, length, and head circumference by gestational age and sex: the Newborn Cross-Sectional Study of the INTERGROWTH-21st Project. Lancet. 2014 Sep 6; 384(9946): 857-868. doi: 10.1016/S0140-6736(14)60932-6. 并获得授权。

表 1－13　未浸软 12~42 周孕龄胎儿尸检外部测量值和器官重量（BWCH 数据）

孕龄（周数）	体重（g）	顶踵长（cm）	头臀长（cm）	足长（cm）	股骨长（cm）	脑（g）	心脏（g）	左肺（g）
12	13.96±5.65	9.5±1.3	7.2±1.0	0.9±0.2	0.7±0.2	2.62±0.79	0.12±0.05	0.19±0.09
13	22.48±9.91	11.5±1.6	8.5±1.1	1.1±0.2	1.1±0.2	5.04±2.46	0.2±0.08	0.3±0.15
14	38.74±12.37	13.6±1.6	10.0±1.1	1.4±0.2	1.3±0.2	8.03±3.3	0.28±0.1	0.61±0.26
15	59.45±17.42	15.7±1.2	11.4±0.9	1.6±0.2	1.6±0.2	11.81±3.6	0.42±0.15	0.93±0.39
16	87.79±22.29	17.4±1.4	12.5±1.1	1.9±0.3	1.9±0.2	16.81±4.18	0.57±0.15	1.58±1.15
17	125.77±27.76	19.2±1.4	13.6±1.0	2.1±0.3	2.2±0.2	22.15±5.03	0.84±0.23	2.08±0.64
18	176.92±23.27	21.4±1.3	14.9±0.9	2.6±0.2	2.6±0.2	30.39±4.34	1.21±0.23	2.61±0.86
19	210.35±52.38	22.9±1.5	16.0±1.1	2.8±0.4	2.8±0.2	36.52±7.17	1.45±0.38	2.8±1.16
20	290.02±45.29	25.4±1.5	17.6±1.1	3.3±0.2	3.2±0.2	49.58±9.5	1.96±0.42	3.65±1.06
21	356.9±46.12	26.7±1.3	18.5±1.1	3.5±0.3	3.5±0.2	55.57±6.75	2.37±0.51	4.64±1.47
22	429.07±52.94	28.4±1.2	20.0±1.5	3.8±0.4	3.7±0.2	68.23±7.77	2.95±0.51	5.4±1.68
23	475.13±80.66	29.9±1.9	20.7±1.5	4.0±0.3	3.9±0.3	78.55±11.72	3.05±0.76	4.99±1.76
24	526.83±107.93	30.8±1.9	21.7±1.2	4.1±0.4	4.0±0.3	83.4±14.78	3.32±0.88	5.28±2.12
25	680.75±111.29	33.6±1.4	23.7±1.0	4.5±0.3	4.4±0.2	113.36±15.02	4.2±0.93	6.81±2.03
26	688.92±164.4	33.7±2.0	23.8±1.5	4.7±0.4	4.5±0.3	106.64±23.03	4.2±1.08	5.41±1.56
27	784.88±167.27	35.4±2.8	25.0±1.7	5.0±0.4	4.7±0.4	129.38±22.09	4.37±1.41	7.48±2.52
28	965.11±211.36	37.5±3.2	26.7±2.4	5.2±0.5	5.1±0.3	141.55±22.2	5.78±1.67	8.01±1.94
29	1 080.12±217.36	38.6±2.2	27.1±1.9	5.5±0.6	5.3±0.3	172.79±36.06	6.45±1.47	9.62±2.75
30	1 382.32±178.96	41.7±2.2	29.5±1.9	6.0±0.3	5.7±0.4	196.09±21.51	8.54±2.52	12.81±4.07
31	1 494.5±185.18	41.7±2.2	29.2±1.5	6.2±0.5	5.8±0.3	218.58±35.41	8.86±1.4	15.43±3.98
32	1 637.07±220.59	43.9±2.0	30.5±2.4	6.0±0.6	6.1±0.4	216.57±23.92	9.79±2.03	15.02±4.57
33	1 805.3±338.65	44.8±2.5	31.3±1.5	6.5±0.5	6.3±0.3	247.97±26.75	10.3±2.25	16.72±5.68
34	2 031.84±370.86	45.4±2.4	32.6±1.8	7.0±0.4	6.5±0.3	277.44±27.01	12.1±2.65	19.3±3.72
35	2 148.89±381.61	46.4±2.2	32.9±1.9	6.8±0.7	6.6±0.3	294.87±36.49	12.75±2.68	19.03±4.26
36	2 357.39±371.37	48.2±2.4	34.0±2.1	7.1±0.5	6.9±0.3	303.8±47.97	13.64±2.68	21.5±5.11
37	2 539.89±445.71	48.2±2.5	34.9±2.2	7.4±0.5	7.1±0.4	336.25±45.77	14.82±3.02	22.22±5.65
38	2 954.15±405.67	50.3±2.5	36.2±1.6	7.6±0.6	7.3±0.4	363.47±47.91	17.55±3.61	23.91±4.51
39	3 036.25±369.09	50.5±2.4	36.6±1.6	7.6±0.5	7.5±0.3	382.18±29.59	18.0±2.68	26.09±5.51
40	3 270.92±363.71	51.5±2.2	37.4±1.3	7.9±0.4	7.8±0.3	404.36±31.58	18.76±3.25	27.69±6.16
41	3 358.81±460.04	51.8±2.3	37.6±1.7	8.1±0.4	7.9±0.3	411.47±43.44	19.24±4.22	27.11±5.47
42	3 483.14±602.16	51.7±2.2	37.6±2.7	8.3±0.4	7.9±0.3	393.89±37.51	19.04±1.76	27.62±5.0

（续表）

孕龄（周数）	右肺（g）	双肺（g）	左肾（g）	右肾（g）	双肾（g）	肝脏（g）	双侧肾上腺（g）	脾脏（g）	胸腺（g）
12	0.2±0.09	0.41±0.21	0.09±0.05	0.07±0.05	0.12±0.06	0.86±0.38	0.09±0.05	缺失数据[a]	缺失数据[a]
13	0.35±0.17	0.67±0.34	0.09±0.05	0.11±0.08	0.18±0.1	1.29±0.53	0.15±0.09	0.05±0.05	0.04±0.02
14	0.68±0.29	1.29±0.53	0.17±0.08	0.16±0.07	0.33±0.15	2.07±0.87	0.21±0.09	0.04±0.02	0.05±0.03
15	1.15±0.46	2.12±0.85	0.22±0.07	0.23±0.09	0.46±0.18	2.92±1.25	0.31±0.15	0.06±0.03	0.08±0.04
16	1.88±1.45	3.39±2.5	0.38±0.17	0.37±0.17	0.72±0.3	4.69±1.97	0.46±0.21	0.09±0.04	0.09±0.04
17	2.45±0.76	4.51±1.42	0.56±0.17	0.53±0.14	1.08±0.33	6.88±3.05	0.62±0.26	0.13±0.06	0.15±0.07
18	3.15±1.0	5.91±1.89	0.83±0.25	0.79±0.25	1.63±0.44	9.98±3.15	0.92±0.35	0.18±0.07	0.21±0.08
19	3.43±1.36	6.39±2.45	1.03±0.36	1.04±0.36	2.01±0.62	11.71±4.37	1.04±0.47	0.27±0.12	0.28±0.14
20	4.49±1.25	8.08±2.19	1.36±0.26	1.4±0.36	2.73±0.56	16.59±5.0	1.36±0.55	0.37±0.14	0.43±0.21
21	5.7±1.87	10.15±3.09	1.65±0.54	1.61±0.49	3.24±0.84	20.5±5.12	1.6±0.52	0.5±0.18	0.66±0.24
22	6.63±2.13	12.02±3.72	2.11±0.59	2.04±0.56	4.06±1.12	23.79±7.52	1.87±0.68	0.66±0.4	0.75±0.37
23	6.15±2.35	11.11±4.04	2.09±0.79	2.01±0.71	4.04±1.34	22.04±8.85	1.75±0.65	0.61±0.25	0.69±0.38
24	6.33±2.59	11.61±4.54	2.13±0.89	2.25±0.96	4.42±1.76	24.81±11.16	1.88±0.75	0.76±0.29	0.83±0.38
25	8.52±2.46	15.25±4.39	3.45±1.0	3.28±0.95	5.97±1.87	27.81±12.27	2.07±0.78	1.08±0.41	1.18±0.73
26	6.8±1.92	13.32±4.57	3.28±1.37	3.18±1.37	6.28±2.41	30.19±15.82	2.05±0.76	1.11±0.52	1.13±0.67
27	9.95±3.28	17.38±5.22	3.38±1.68	3.18±1.33	6.37±2.53	26.81±11.09	1.86±0.83	1.53±0.67	1.48±0.94
28	9.96±2.81	17.89±4.63	3.73±1.37	4.07±1.59	8.09±2.44	34.62±12.93	2.32±0.95	1.68±0.85	1.81±0.83
29	12.13±3.12	21.36±5.66	5.2±2.05	5.15±1.8	9.41±2.58	37.16±12.19	2.75±0.9	1.99±0.87	1.88±0.89
30	15.76±5.07	28.85±8.98	6.9±1.42	7.17±1.72	12.72±3.59	58.12±24.31	3.78±1.02	3.31±1.74	3.09±1.46
31	19.76±5.1	34.97±8.78	6.6±1.68	6.82±2.05	13.86±3.69	60.34±17.75	3.88±0.79	3.71±1.49	3.66±1.64
32	19.21±5.51	33.55±9.43	8.06±2.03	8.07±2.34	15.54±4.42	62.32±16.91	4.23±1.42	4.83±1.79	3.84±2.29
33	20.89±7.36	37.93±12.68	7.83±1.87	7.51±1.37	15.38±3.46	74.66±24.44	4.69±1.12	4.7±1.44	5.39±2.72
34	24.99±4.91	44.48±8.51	9.43±2.72	9.49±2.8	18.41±5.65	85.91±30.99	5.92±2.82	4.91±1.24	5.34±2.51
35	24.67±5.65	43.58±10.78	10.3±2.44	10.01±2.69	19.74±4.77	79.58±25.65	4.94±1.31	5.95±2.24	6.28±3.37
36	27.18±6.36	47.55±10.56	13.06±4.66	12.52±4.2	22.98±6.55	89.53±28.36	6.1±2.17	6.65±2.41	7.55±4.39
37	26.77±6.76	50.67±12.76	10.55±4.13	10.01±3.56	20.57±7.36	98.53±35.38	6.82±2.22	7.33±3.16	7.64±3.7
38	30.84±7.25	55.21±10.7	13.35±3.65	13.31±4.16	25.85±7.25	115.98±41.86	7.73±2.66	8.33±2.92	8.65±4.15
39	32.6±7.05	57.38±12.7	13.56±2.5	13.94±2.44	26.08±4.29	114.43±33.78	7.75±2.16	9.25±3.25	8.6±3.99
40	35.1±8.06	63.37±14.08	13.93±3.55	13.46±3.35	27.09±6.51	138.38±43.24	8.93±2.13	11.56±4.38	9.14±2.93
41	33.95±7.04	61.17±12.2	15.35±3.1	14.98±2.72	28.18±5.46	149.42±50.05	9.32±2.54	11.47±3.19	9.51±4.0
42	34.27±5.16	60.19±10.22	11.88±1.86	12.33±0.38	24.03±6.25	159.94±19.21	8.78±3.06	13.79±5.33	9.9±1.69

注：[a]有效数据不足以分析。

表 1－14　浸软 12~42 周孕龄胎儿尸检外部测量值和器官重量(BWCH 数据)

孕龄(周数)	体重(g)	顶踵长(cm)	头臀长(cm)	足长(cm)	股骨长(cm)	脑(g)	心脏(g)	左肺(g)
12	14.73±7.1	9.9±1.5	7.4±1.0	0.9±0.2	0.9±0.2	2.76±2.02	0.13±0.06	0.17±0.11
13	23.79±9.07	11.9±1.4	8.8±1.1	1.1±0.2	1.1±0.2	5.07±2.23	0.2±0.09	0.35±0.16
14	38.03±12.15	14.1±1.3	10.2±1.1	1.4±0.2	1.5±0.2	7.29±2.77	0.29±0.1	0.55±0.22
15	53.43±15.66	15.8±1.4	11.4±1.0	1.5±0.3	1.7±0.2	11.77±5.41	0.39±0.12	0.82±0.32
16	75.99±25.43	17.6±1.3	12.5±1.0	1.8±0.3	2.0±0.2	15.48±4.75	0.54±0.18	1.09±0.43
17	104.08±31.6	19.4±1.8	13.5±1.9	2.0±0.3	2.2±0.3	21.89±7.55	0.68±0.23	1.33±0.46
18	136.28±40.64	21.0±2.0	15.0±1.2	2.3±0.3	2.5±0.3	28.54±8.0	0.87±0.29	1.6±0.84
19	188.47±54.26	23.3±1.7	16.3±1.3	2.7±0.4	2.8±0.2	40.87±10.71	1.2±0.38	2.21±1.01
20	221.5±76.21	23.9±3.2	17.1±1.8	3.0±0.5	3.0±0.4	38.58±14.21	1.46±0.51	2.39±1.1
21	268.05±78.59	27.1±2.1	18.6±1.8	3.3±0.4	3.4±0.3	53.43±12.46	1.79±0.52	2.32±0.83
22	344.5±65.4	28.2±1.9	19.7±1.5	3.6±0.3	3.6±0.3	61.88±14.23	2.03±0.58	2.79±1.14
23	396.95±72.2	29.8±2.1	20.8±1.6	3.7±0.4	3.9±0.3	68.68±15.89	2.82±0.73	3.69±1.05
24	461.78±118.09	30.7±1.8	21.6±1.4	4.0±0.3	4.0±0.3	81.58±14.11	2.87±0.82	3.78±1.37
25	524.0±177.58	31.2±3.4	21.9±2.4	4.1±0.5	4.1±0.6	81.38±22.3	2.9±1.04	3.88±1.93
26	681.09±181.55	34.7±2.6	24.6±2.2	4.6±0.4	4.6±0.4	114.11±20.59	3.64±1.08	5.29±2.51
27	805.96±155.49	36.1±2.0	25.0±2.0	5.0±0.3	4.8±0.3	125.87±27.66	4.93±1.4	7.01±1.75
28	971.0±164.35	37.7±2.2	26.6±1.4	5.2±0.5	5.0±0.3	138.1±27.6	5.87±1.57	8.39±2.15
29	1 104.32±300.32	39.3±3.3	27.5±2.3	5.4±0.5	5.2±0.3	148.77±31.32	6.18±2.25	8.45±3.63
30	1 166.97±215.4	39.4±2.3	28.2±1.8	5.6±0.4	5.3±0.4	174.71±35.79	8.21±2.12	11.17±3.64
31	1 331.67±184.79	42.9±2.6	30.0±2.0	5.8±0.4	5.7±0.3	180.72±22.52	7.96±2.76	10.7±4.05
32	1 553.38±307.81	42.3±3.0	29.9±2.1	5.8±0.6	5.9±0.4	196.16±25.93	9.73±4.54	12.86±6.0
33	1 768.38±249.56	46.1±1.8	32.5±2.0	6.5±0.4	6.3±0.3	252.09±29.83	9.81±1.86	15.46±4.56
34	2 123.3±421.93	46.1±1.9	32.3±2.4	6.7±0.4	6.5±0.3	258.46±39.93	13.24±2.34	17.57±4.22
35	2 310.48±420.86	47.1±2.0	33.8±2.7	7.1±0.5	6.7±0.2	293.0±48.57	12.29±1.97	20.2±7.73
36	2 620.0±586.5	48.8±2.7	35.2±2.1	7.2±0.5	6.9±0.3	311.9±40.79	14.43±2.95	20.13±6.32
37	2 644.29±430.39	50.0±2.5	35.7±2.5	7.6±0.4	7.2±0.3	341.45±32.12	15.39±3.21	21.54±5.3
38	2 841.67±441.63	49.8±2.5	35.7±2.0	7.3±0.5	7.3±0.4	343.19±36.88	16.78±4.54	23.31±5.12
39	2 995.65±443.56	51.3±2.5	36.8±1.3	7.5±0.5	7.5±0.4	381.35±37.25	16.33±2.25	22.71±4.73
40	3 113.08±471.82	51.2±2.7	37.3±2.1	7.7±0.4	7.7±0.3	393.97±27.16	18.38±4.97	26.1±6.64
41	3 298.25±434.03	53.3±2.3	38.5±2.2	8.0±0.4	7.9±0.3	410.92±50.61	18.87±5.23	25.57±4.08
42	2 764.59±1 934.58	54.4±3.3	40.8±2.1	5.9±3.5	6.1±3.5	406.0±90.18	21.75±4.75	30.16±3.33

（续表）

孕龄（周数）	右肺（g）	双肺（g）	左肾（g）	右肾（g）	双肾（g）	肝脏（g）	双侧肾上腺（g）	脾脏（g）	胸腺（g）
12	0.21±0.13	0.47±0.34	0.07±0.04	0.06±0.04	0.12±0.06	0.93±0.55	0.09±0.05	0.04±0.05	0.04±0.03
13	0.44±0.26	0.78±0.41	0.08±0.03	0.09±0.04	0.16±0.07	1.29±0.57	0.13±0.06	0.03±0.01	0.04±0.02
14	0.67±0.26	1.18±0.44	0.16±0.07	0.16±0.08	0.26±0.11	1.86±0.73	0.19±0.08	0.05±0.03	0.04±0.03
15	0.98±0.38	1.65±0.69	0.2±0.07	0.2±0.08	0.37±0.14	2.25±0.84	0.28±0.11	0.07±0.03	0.06±0.03
16	1.32±0.48	2.34±0.93	0.26±0.1	0.28±0.14	0.53±0.22	2.84±1.19	0.34±0.13	0.08±0.04	0.08±0.04
17	1.53±0.66	2.84±1.18	0.36±0.14	0.36±0.16	0.67±0.32	3.36±1.72	0.41±0.16	0.13±0.15	0.1±0.06
18	1.9±1.03	3.47±1.78	0.56±0.18	0.55±0.18	1.02±0.46	4.61±1.92	0.52±0.23	0.15±0.06	0.13±0.06
19	2.65±1.15	4.76±1.97	0.82±0.3	0.79±0.32	1.43±0.85	6.24±2.82	0.67±0.25	0.22±0.12	0.19±0.12
20	3.01±1.36	5.34±2.35	0.97±0.3	0.97±0.28	1.74±0.75	8.8±5.11	0.82±0.42	0.28±0.14	0.25±0.14
21	2.95±0.98	6.04±2.02	0.91±0.23	0.94±0.16	1.94±0.65	8.49±3.74	0.96±0.33	0.3±0.15	0.27±0.14
22	3.49±1.4	6.33±2.66	1.03±0.31	1.18±0.41	2.17±0.74	11.18±3.81	1.04±0.41	0.4±0.19	0.4±0.25
23	4.56±1.37	8.19±2.38	1.44±0.54	1.47±0.49	3.08±1.03	13.3±5.73	1.16±0.45	0.49±0.26	0.46±0.26
24	4.81±1.74	8.82±3.15	1.77±0.54	1.77±0.64	3.44±1.35	14.95±6.5	1.49±0.67	0.66±0.3	0.54±0.27
25	4.67±2.15	8.18±3.46	1.93±0.69	1.96±0.69	4.19±1.57	15.35±7.09	1.26±0.55	0.59±0.35	0.54±0.32
26	6.46±2.8	12.26±3.94	2.77±0.98	2.64±0.8	4.99±1.7	17.97±7.09	1.81±0.69	1.16±0.63	0.99±0.43
27	8.91±2.08	15.81±3.66	3.21±0.94	3.16±0.76	6.21±1.9	24.76±7.69	1.95±0.77	1.59±0.65	1.22±0.52
28	10.5±2.51	18.41±4.54	4.68±0.9	4.98±1.27	7.85±2.4	34.38±13.15	2.3±0.52	1.82±0.96	1.77±0.95
29	10.75±4.77	20.09±7.37	5.32±1.27	5.11±1.27	8.78±3.25	32.1±14.37	2.44±1.0	2.16±1.3	1.67±0.99
30	14.11±4.33	24.6±8.08	5.92±1.55	6.29±1.69	12.59±3.56	44.83±15.82	2.89±0.91	2.45±1.18	2.04±1.22
31	12.67±3.85	21.81±6.78	4.65±1.98	5.11±2.03	9.43±3.09	38.72±14.25	2.76±1.03	2.32±0.91	1.89±1.1
32	14.7±4.59	26.43±7.56	6.03±1.54	6.67±1.97	12.41±3.08	46.35±14.01	2.94±0.99	3.25±1.33	2.66±1.08
33	19.48±5.62	34.68±10.24	7.75±2.42	6.94±2.11	13.82±4.15	52.33±16.85	3.67±1.0	3.75±1.79	4.04±2.55
34	22.51±5.49	40.13±9.54	6.88±1.62	7.35±1.95	16.17±3.81	77.09±28.47	4.96±1.67	4.64±2.15	4.32±2.13
35	24.14±9.8	41.34±14.93	9.26±1.93	9.08±1.78	17.28±3.74	79.84±24.17	5.17±0.97	4.71±2.02	5.94±2.67
36	24.67±6.75	48.65±15.94	11.2±3.59	10.44±2.85	19.69±6.14	72.82±27.02	5.17±1.62	6.4±2.59	6.74±3.7
37	25.87±6.07	48.31±11.72	10.26±1.86	10.6±1.9	20.99±4.33	82.16±25.54	5.97±1.67	7.65±3.08	7.09±3.36
38	29.19±6.34	52.5±11.36	10.22±3.22	10.77±3.37	20.8±5.12	93.25±33.49	6.74±2.48	6.8±2.83	7.57±3.58
39	29.98±5.51	52.18±10.87	11.6±2.94	12.07±3.21	20.62±6.0	90.41±31.17	7.07±2.13	9.32±3.58	7.75±3.41
40	32.94±8.31	56.48±10.08	12.3±1.39	13.29±2.87	23.66±4.62	104.67±23.44	7.0±1.95	9.09±2.92	7.97±2.17
41	31.78±4.65	56.15±9.52	11.6±2.16	11.74±2.6	24.92±6.83	93.51±26.58	7.28±1.8	9.54±2.96	7.26±3.02
42	37.47±3.43	67.62±6.33	13.7±2.4	14.86±0.82	24.68±4.9	124.92±28.63	5.68±2.38	12.47±1.56	10.52±5.74

表 1－15　未浸软 12～42 周孕龄胎儿的股骨长度对应尸检外部测量值和器官重量（BWCH 数据）

足长（cm）	体重（g）	大脑（g）	心脏（g）	左肺（g）	右肺（g）	左肾（g）	右肾（g）	双肾（g）	肝脏（g）	双侧肾上腺（g）	脾脏（g）	胸腺（g）
0.8	14.9±5.7	3.14±1.52	0.12±0.04	0.17±0.09	0.21±0.12	0.09±0.07	0.09±0.06	0.11±0.05	0.97±0.39	0.09±0.05	缺失数据[a]	缺失数据[a]
1	23.1±9.4	4.59±2.11	0.23±0.13	0.37±0.18	0.42±0.2	0.11±0.09	0.16±0.12	0.19±0.1	1.41±0.43	0.13±0.1	0.66±1.01	0.77±1.25
1.2	33.4±11.3	8.48±3.87	0.27±0.13	0.49±0.23	0.6±0.32	0.14±0.06	0.14±0.06	0.29±0.14	2.08±1.08	0.18±0.08	0.05±0.04	0.05±0.03
1.4	46.7±16.8	9.44±4.0	0.33±0.09	0.77±0.31	0.87±0.39	0.19±0.09	0.2±0.1	0.27±0.14	2.18±1.15	0.22±0.11	0.04±0.01	0.05±0.03
1.6	59.9±17.2	12.84±4.46	0.45±0.18	1.0±0.44	1.17±0.51	0.25±0.12	0.24±0.12	0.45±0.18	3.2±1.53	0.33±0.15	0.07±0.03	0.07±0.04
1.8	83.5±18.8	16.17±1.95	0.53±0.12	1.29±0.55	1.56±0.61	0.31±0.12	0.32±0.11	0.72±0.25	4.26±1.82	0.4±0.21	0.07±0.03	0.07±0.03
2	94.8±23.5	17.45±4.03	0.61±0.16	1.55±0.58	1.83±0.68	0.38±0.13	0.38±0.12	0.71±0.26	4.98±1.99	0.47±0.16	0.1±0.05	0.1±0.04
2.2	126.5±25.0	20.56±4.12	0.84±0.15	2.1±0.55	2.49±0.67	0.56±0.19	0.56±0.21	1.0±0.08	7.15±1.97	0.72±0.23	0.13±0.06	0.16±0.05
2.4	156.8±22.3	26.81±4.58	1.04±0.24	2.41±0.67	2.82±0.8	0.69±0.24	0.67±0.23	1.32±0.39	8.42±3.35	0.82±0.33	0.16±0.08	0.17±0.08
2.6	179.9±24.7	34.42±11.08	1.3±0.31	2.21±0.73	2.73±0.88	0.9±0.23	0.9±0.23	1.59±0.46	10.28±3.03	0.83±0.34	0.22±0.09	0.2±0.1
2.8	214.3±46.6	36.38±6.6	1.45±0.3	3.05±0.86	3.72±0.93	1.08±0.28	1.05±0.31	2.01±0.54	11.83±3.81	1.09±0.45	0.25±0.11	0.29±0.13
3	255.3±34.5	42.42±5.4	1.82±0.52	3.4±1.51	4.18±1.6	1.19±0.37	1.22±0.34	2.87±0.67	16.41±3.45	1.41±0.39	0.35±0.13	0.33±0.14
3.2	288.2±49.2	49.16±9.5	2.0±0.45	3.67±1.14	4.59±1.68	1.35±0.4	1.4±0.44	2.69±0.63	16.5±5.75	1.36±0.48	0.39±0.15	0.45±0.21
3.4	352.8±51.4	60.62±10.18	2.49±0.5	4.64±1.52	5.76±1.78	1.73±0.38	1.76±0.33	3.32±1.0	19.71±5.7	1.57±0.68	0.51±0.17	0.59±0.25
3.6	401.5±51.0	63.87±9.09	2.64±0.5	4.95±1.64	6.11±1.94	1.78±0.41	1.79±0.42	3.81±0.93	21.66±6.67	1.69±0.61	0.61±0.32	0.69±0.29
3.8	430.2±55.1	70.69±8.68	3.08±0.57	5.5±1.67	6.66±2.05	2.15±0.67	2.14±0.64	4.44±1.36	25.58±9.2	2.02±0.88	0.59±0.23	0.72±0.3
4	499.4±85.7	79.47±14.07	3.31±0.8	5.5±1.56	6.65±1.68	2.23±0.82	2.15±0.8	4.04±0.99	23.09±7.99	1.91±0.57	0.68±0.29	0.9±0.44
4.2	602.5±91.4	99.45±17.58	4.03±0.5	5.7±1.25	7.44±1.11	3.0±1.04	3.04±1.12	5.88±2.13	27.23±6.68	2.45±1.07	0.91±0.41	0.99±0.46
4.4	677.6±133.4	109.39±27.71	4.21±0.97	6.6±1.67	8.13±2.16	3.56±1.07	3.33±0.87	6.13±1.85	31.36±13.0	2.18±0.74	1.15±0.47	1.16±0.51
4.6	721.4±61.5	123.63±14.47	4.39±0.61	8.17±2.07	9.74±2.52	4.2±2.1	4.27±2.47	5.43±1.44	29.22±16.06	2.62±0.73	0.96±0.44	1.56±1.09

（续表）

足长(cm)	体重(g)	大脑(g)	心脏(g)	左肺(g)	右肺(g)	左肾(g)	右肾(g)	双肾(g)	肝脏(g)	双侧肾上腺(g)	脾脏(g)	胸腺(g)
4.8	771.0±146.2	120.24±21.79	4.76±1.48	7.07±1.83	8.56±1.92	2.85±0.78	2.64±0.64	6.9±2.54	29.36±12.26	1.83±0.65	1.45±0.58	1.21±0.56
5	996.9±165.4	149.09±21.01	6.53±1.33	9.77±2.3	11.96±2.86	4.31±1.99	4.46±1.52	10.8±2.57	44.61±15.59	3.12±1.33	2.32±1.05	2.46±1.13
5.2	1 038.2±218.2	155.93±50.17	6.34±1.67	10.48±1.94	13.07±2.16	5.05±1.07	5.41±1.2	9.91±2.23	39.18±12.92	2.8±0.66	2.04±0.9	2.19±0.76
5.4	1 255.1±251.1	194.94±51.73	9.97±4.15	10.78±5.62	12.97±6.58	6.07±0.46	6.47±1.52	16.75±9.84	54.74±14.29	3.26±1.73	5.12±5.52	2.44±1.38
5.6	1 321.4±249.5	196.53±39.98	7.77±2.37	11.73±3.78	15.46±5.17	6.26±2.03	6.21±1.86	12.16±4.22	50.13±22.15	3.6±1.13	3.19±1.86	2.59±1.06
5.8	1 335.8±141.2	170.22±55.45	7.78±2.69	13.53±5.05	16.16±5.88	6.75±0.35	7.3±0.85	10.2±4.51	51.13±20.24	3.25±1.12	3.38±1.58	2.34±1.66
6	1 624.3±253.1	247.96±48.14	9.61±1.84	15.16±3.38	18.86±4.39	8.22±2.26	8.19±2.37	13.92±4.06	66.85±23.2	4.1±1.13	4.18±1.56	3.87±1.37
6.2	1 795.4±282.3	224.71±27.97	10.53±2.64	15.54±4.1	19.8±5.21	9.02±2.91	9.53±3.55	16.81±7.34	72.91±25.88	5.11±1.8	5.42±1.9	4.49±2.57
6.4	1 937.8±248.1	265.11±41.53	11.08±2.71	18.2±3.64	23.19±5.1	8.98±2.63	8.49±2.41	16.74±4.78	71.61±24.29	4.37±1.35	5.12±1.9	5.4±2.83
6.6	2 159.3±284.5	274.37±47.96	13.75±2.52	19.99±4.03	24.57±5.05	10.39±2.96	12.82±5.32	23.13±5.96	85.52±19.23	5.54±1.51	6.15±2.3	4.86±2.36
6.8	2 299.5±322.9	299.32±40.66	13.79±2.84	21.13±4.02	27.0±4.73	10.63±2.62	10.55±2.53	19.83±5.34	90.65±29.62	6.46±2.65	6.57±2.56	6.58±2.99
7	2 603.8±408.4	357.93±20.98	17.13±6.19	20.75±3.0	25.42±3.48	12.94±5.79	12.68±5.01	29.28±8.75	98.57±29.35	6.91±2.55	6.51±1.72	6.03±2.18
7.2	2 816.3±347.4	362.08±43.85	16.47±2.95	23.34±4.04	29.57±4.85	12.33±3.22	12.33±3.85	23.13±5.93	100.21±27.6	6.89±1.76	7.7±2.66	8.2±3.84
7.4	3 051.0±282.3	397.62±43.83	16.55±3.13	23.22±3.72	30.32±6.37	13.13±2.73	12.72±2.41	26.28±2.31	118.41±31.23	8.15±2.99	8.74±3.14	8.52±2.75
7.6	3 116.4±327.0	395.78±39.31	18.07±3.0	27.32±5.13	34.15±7.34	14.47±3.62	14.19±3.5	26.51±6.19	133.32±38.57	8.71±2.35	10.44±3.73	10.58±3.82
7.8	3 371.9±483.4	402.91±35.7	20.11±4.59	27.93±6.21	35.9±7.87	14.35±2.39	15.41±4.04	25.25±3.53	147.31±41.21	9.48±2.33	10.69±3.62	9.49±3.05
8	3 296.9±381.3	408.75±37.79	18.72±3.06	27.99±5.33	34.99±6.62	15.34±3.33	15.08±3.0	26.49±7.32	145.0±40.52	9.22±2.07	12.2±3.83	9.82±3.4
8.2	3 573.2±192.4	411.36±21.86	19.88±2.63	28.49±4.85	35.95±6.18	12.67±3.29	13.9±2.58	30.35±4.49	157.59±52.65	11.33±2.91	11.02±4.1	11.68±4.79
8.4	3 738.9±408.0	420.08±30.1	20.15±3.34	31.71±6.46	42.65±10.79	15.34±1.48	14.4±1.98	24.94±6.34	164.68±48.4	9.55±1.37	12.79±3.62	10.92±2.32

注：[a]有效数据不足以分析。

表 1－16　浸软 12~42 周孕龄胎儿的股骨长度对应尸检外部测量值和器官重量（BWCH 数据）

足长（cm）	体重（g）	大脑（g）	心脏（g）	左肺（g）	右肺（g）	左肾（g）	右肾（g）	双肾（g）	肝脏（g）	双侧肾上腺（g）
0.8	14.9±5.7	2.77±1.59	0.14±0.06	0.21±0.09	0.25±0.13	0.13±0.07	0.86±0.33	0.1±0.05	缺失数据[a]	缺失数据[a]
1.0	20.5±8.3	4.67±2.23	0.16±0.04	0.28±0.12	0.33±0.15	0.13±0.06	0.99±0.38	0.11±0.06	缺失数据[a]	缺失数据[a]
1.2	26.9±9.7	5.68±2.15	0.23±0.09	0.42±0.23	0.51±0.29	0.18±0.09	1.49±0.53	0.16±0.07	0.04±0.03	0.04±0.02
1.4	33.8±10.8	8.32±4.91	0.27±0.09	0.46±0.14	0.55±0.19	0.22±0.08	1.66±0.71	0.17±0.06	0.04±0.02	0.03±0.01
1.6	48.1±13.2	10.03±3.52	0.35±0.11	0.7±0.27	0.86±0.32	0.31±0.11	2.21±0.94	0.24±0.09	0.06±0.04	0.06±0.03
1.8	68.8±24.4	13.13±5.53	0.45±0.11	0.99±0.35	1.22±0.47	0.46±0.16	2.69±0.99	0.32±0.11	0.08±0.04	0.07±0.04
2.0	79.5±22.8	16.42±4.74	0.56±0.18	1.16±0.54	1.38±0.63	0.61±0.33	3.0±1.15	0.37±0.12	0.08±0.04	0.08±0.04
2.2	103.6±29.4	21.83±6.84	0.68±0.19	1.41±0.4	1.64±0.46	0.67±0.33	3.53±1.5	0.43±0.15	0.09±0.05	0.09±0.04
2.4	124.4±32.0	24.27±6.55	0.8±0.18	1.5±0.44	1.84±0.53	0.84±0.38	3.91±1.49	0.45±0.12	0.15±0.15	0.11±0.06
2.6	141.3±28.6	29.3±8.38	0.88±0.13	1.62±0.71	1.95±0.84	1.06±0.41	5.24±2.67	0.53±0.2	0.16±0.07	0.14±0.07
2.8	185.3±47.8	39.26±10.39	1.21±0.32	2.09±0.86	2.52±1.01	1.22±0.37	6.46±2.85	0.65±0.22	0.19±0.09	0.17±0.08
3.0	222.5±52.2	43.47±11.98	1.45±0.43	2.5±1.1	2.99±1.16	1.68±0.54	7.64±4.08	0.74±0.26	0.22±0.1	0.2±0.09
3.2	265.9±84.6	48.42±14.68	1.73±0.52	2.6±0.82	3.28±1.01	1.9±0.58	9.89±4.87	0.94±0.4	0.34±0.16	0.26±0.14
3.4	298.8±75.0	49.96±18.93	1.91±0.63	2.69±0.8	3.08±0.71	2.19±0.4	8.95±3.19	0.95±0.43	0.35±0.2	0.27±0.14
3.6	327.5±73.4	62.95±13.7	2.21±0.6	2.84±0.7	3.66±1.01	2.77±0.83	11.95±4.54	0.99±0.29	0.37±0.18	0.39±0.21
3.8	378.5±85.3	64.36±17.42	2.49±0.65	3.23±0.98	4.32±0.8	2.56±0.48	11.06±4.06	1.34±0.45	0.42±0.2	0.45±0.2
4.0	441.5±82.2	76.25±16.99	2.82±0.7	4.09±1.09	5.17±1.38	3.44±1.25	14.99±5.98	1.32±0.54	0.62±0.35	0.55±0.26
4.2	490.9±120.9	90.95±6.84	3.27±0.87	4.63±1.94	5.88±2.37	3.76±1.07	15.54±6.33	1.4±0.49	0.68±0.29	0.48±0.2
4.4	680.9±140.2	104.52±27.08	3.85±1.06	5.43±1.4	6.77±1.72	5.51±1.67	21.37±7.88	1.77±0.41	1.16±0.54	0.86±0.35
4.6	814.3±202.2	118.15±26.18	6.38±3.01	8.16±2.21	9.03±1.16	8.64±2.18	29.04±8.96	2.33±0.67	1.07±0.4	0.75±0.7

（续表）

足长（cm）	体重（g）	大脑（g）	心脏（g）	左肺（g）	右肺（g）	左肾（g）	右肾（g）	双肾（g）	肝脏（g）	双侧肾上腺（g）
4.8	817.7±210.1	121.75±33.57	5.6±2.62	6.42±1.62	8.6±2.52	6.47±2.62	27.64±13.48	2.12±0.8	1.69±1.14	1.08±0.5
5.0	924.0±87.5	146.81±30.49	5.13±1.01	7.92±2.2	9.77±2.61	缺失数据[a]	29.17±13.11	2.51±1.46	1.82±1.02	1.56±0.61
5.2	1 074.1±225.2	157.85±29.74	6.15±1.49	8.38±1.7	10.32±2.27	9.17±2.71	34.2±9.9	2.4±0.59	1.95±0.59	1.63±0.58
5.4	1 173.8±176.2	160.87±22.48	6.7±1.74	10.12±1.49	12.39±2.15	8.27±1.68	35.85±11.35	2.27±0.49	2.2±0.9	2.29±0.88
5.6	1 269.5±189.6	177.21±23.58	7.56±1.61	11.57±2.94	14.65±2.36	9.81±2.81	39.08±10.91	3.25±1.1	2.27±1.07	2.34±0.92
5.8	1 392.6±191.6	188.49±26.53	9.15±3.97	11.63±0.96	14.5±1.49	8.65±2.14	43.07±9.3	3.39±0.75	2.67±1.48	1.93±1.09
6.0	1 574.7±242.3	233.36±50.15	9.88±2.4	14.57±4.01	17.61±4.96	12.09±2.39	48.56±14.32	3.0±1.03	4.06±1.8	3.24±1.22
6.2	1 757.4±243.6	250.41±31.56	11.91±3.21	11.9±3.72	15.54±4.0	17.1±7.48	57.93±18.26	3.59±1.09	5.06±1.77	2.09±1.07
6.4	1 960.3±345.6	257.62±41.91	12.53±4.39	16.86±5.14	21.48±5.85	15.51±3.25	58.18±21.45	4.14±1.06	3.91±1.8	4.53±2.27
6.6	2 055.8±204.3	293.03±48.65	11.6±2.03	16.66±2.29	21.38±4.04	17.3±3.59	60.91±12.57	4.81±1.19	4.15±1.65	5.22±3.5
6.8	2 333.0±369.2	306.13±36.56	13.71±3.07	19.42±4.82	24.74±5.39	17.19±4.52	73.27±21.3	4.86±1.48	5.59±2.3	5.68±2.4
7.0	2 718.0±370.0	350.87±31.67	14.94±3.56	24.45±8.88	28.06±8.06	19.88±4.98	88.4±24.13	6.86±2.11	6.46±2.12	5.58±1.9
7.2	2 834.0±341.1	342.28±41.77	16.6±3.74	23.36±4.44	29.34±5.44	22.14±5.38	91.47±25.03	6.55±1.58	7.29±2.58	8.01±2.64
7.4	3 016.3±450.3	367.35±36.08	16.66±3.32	24.33±3.86	29.92±5.29	21.16±4.1	84.62±23.49	6.37±1.79	8.02±2.97	9.09±3.1
7.6	3 081.0±393.4	371.73±47.69	16.58±3.64	24.25±4.26	31.07±5.71	23.36±4.92	94.12±28.83	6.93±2.02	8.91±3.3	8.06±3.38
7.8	3 365.2±618.1	386.65±50.5	19.64±4.38	27.62±9.38	33.56±9.78	18.41±1.58	111.36±28.78	7.69±2.01	12.85±1.52	8.85±2.68
8.0	3 250.8±394.0	412.27±40.58	19.1±5.56	25.49±4.78	32.1±5.89	24.74±10.54	111.85±19.71	7.33±2.1	9.4±3.03	8.9±3.73
8.2	3 982.7±838.1	419.0±17.35	23.94±8.24	30.49±8.51	37.32±10.2	缺失数据[a]	131.7±22.19	7.91±2.13	15.21±6.28	7.52±1.04
8.4	3 352.0±330.9	431.93±37.77	16.66±3.15	24.77±6.36	31.66±6.97	23.29±6.2	99.41±16.97	6.49±1.86	9.17±1.48	9.93±2.16

注：[a]有效数据不足以分析。

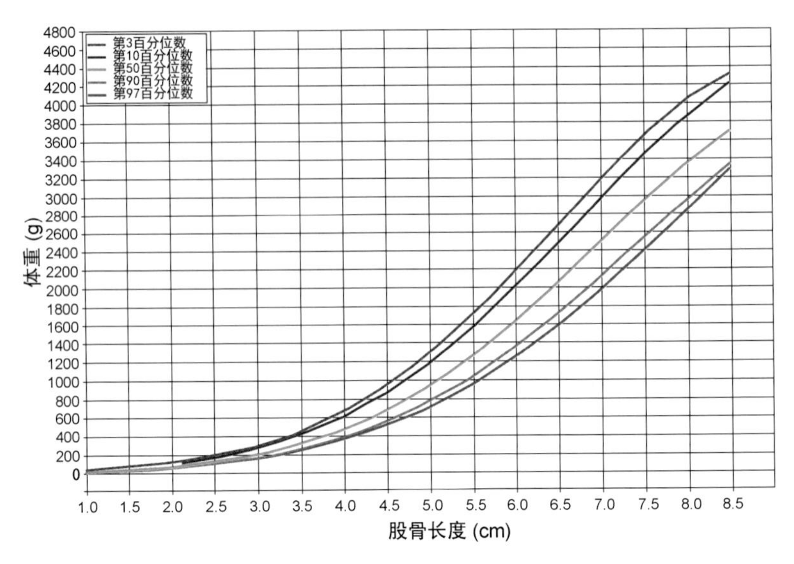

图 1-7　未浸软胎儿的股骨长度与对应体重曲线(对应表 1-15)

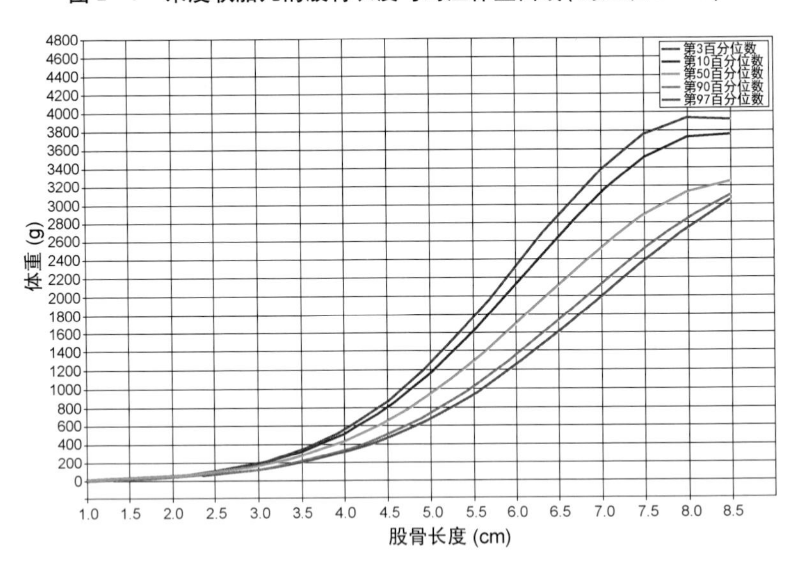

图 1-8　浸软胎儿的股骨长度与对应体重曲线(对应表 1-16)

适于胎龄儿(AGA)适合使用显示器官重量相对胎龄的图表。如果有证据表明胎儿生长受限,且孕周不明,则使用显示器官重量比出生体重的图表更合适。如果怀疑浸软婴儿有生长受限,则显示胎儿体重和器官重量与股骨长度之比的表格更加有用,尤其是在无法确定胎龄的情况下。虽然比较合理的做法是在未浸软和浸软的病例中使用不同的生长标准和器官重量图表,但参考文献的数量却很有限[12]。英国伯明翰的西米德兰郡围生期病理科针对这些情况设计了个体化的尸检标准表格用于临床(表1-13、表1-14、表1-15、表1-16)(图1-7和图1-8)。

对于多胎妊娠的情况,建议使用双胎专用图表[13](图1-9和图1-10)。

正如在"产科超声的胎儿生物学测量"中所讨论的那样,可以使用超声获得存活儿的生物特征,进而获得体重和身体测量值,可以采用同样的方法根据超声扫描估测器官重量。

包括器官重量在内的生物特征数据可以从传统的尸检或尸体核磁共振检查中获得[14,15]。

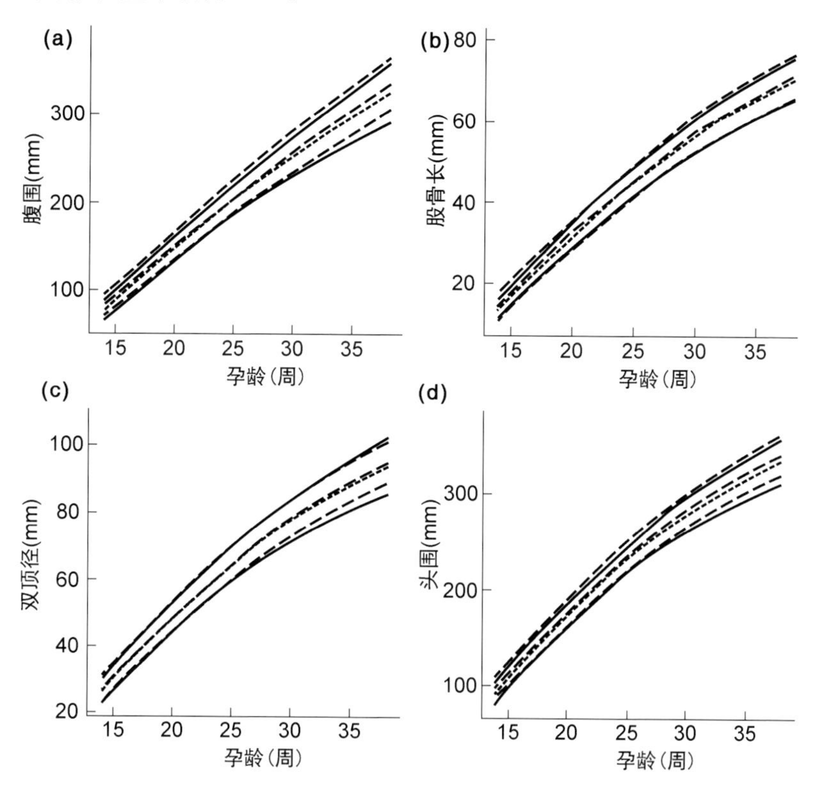

图1-9　双绒毛膜双羊膜囊(DCDA)双胎生长参考范围

摘自 Stirrup O. T., Khalil A., D. Antonio, F., Thilaganathan, B. Fetal growth reference ranges in twin pregnancy: analysis of the Southwest Thames Obstetric Research Collaborative (STORK) multiple pregnancy cohort. Ultrasound ObstetGynecol, 2015, 45: 301-307. doi: https://doi.org/10.1002/uog.14640. 并获得授权。

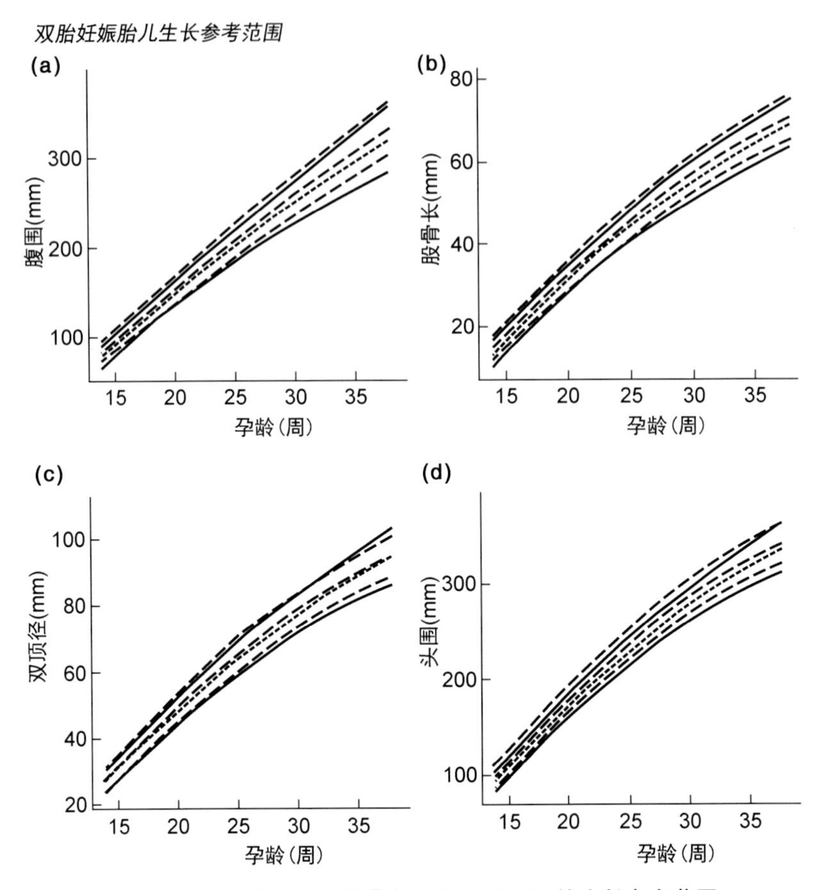

图 1－10　单绒毛膜双羊膜囊双胎(MCDA)的生长参考范围

(摘自 Stirrup O.T., Khalil A., D. Antonio, F., Thilaganathan, B. Fetal growth reference ranges in twin pregnancy: analysis of the Southwest Thames Obstetric Research Collaborative (STORK) multiple pregnancy cohort. Ultrasound Obstet Gynecol, 2015, 45: 301－307. doi: https://doi.org/10.1002/uog.14640. 并获得授权。

使用计算机图表和计算器计算器官与器官的重量比

完成尸检后,必须仔细分析收集到的数据,根据活产与否、浸软程度、单胎或多胎妊娠等进行分类,必须选择适合的参考表。在宫内死亡病例中,需要根据浸软的程度来校正胎龄。考虑到数据集和正态图表的数量不断增长,使用计算机应用程序会更加便捷,也更加标准。因为这些应用程序能够将我们的数据与正常值进行比较,计算百分位数,突出异常情况,甚至能够计算器官比。围生研究所[16](www.gestation.net)、21 世纪国际胎儿、新生儿生长协会[17](Intergrowth-21st,https://intergrowth21.tghn.org)提供了大量免费的标准表格、生长曲线、出版物、培训资源以及包括百分位数计算器、孕龄计算器、预期胎儿体重计算器在内的计算器应用程序,这些可以推荐给临床医生使用,对围生期病理学家也有帮助。

基于标准尸检表格[2]的尸检计算器(http://autopsy.jarchie.com)很有用,可对生物统计数据进行即时分析,省时省力。还有一种新开发的软件可以帮用户更快速、更轻松地评估数据,突出测量值和器官重量差异,识别异常情况并创建更可靠的报告[18]。

参考文献

[1] Muller Brochut AC, Taffe P, Piaget-Rossel R, et al. Fetal Anthropometric features: a postmortem study of fetuses after the termination of pregnancy for psychosocial reasons between 12 and 20 gestational weeks. Pediatr Dev Pathol, 2019, 22(3): 243-251. https://doi.org/10.1177/1093526618812528. Epub 2018 Nov 19.

[2] Archie JG, Collins JS, Lebel RR. Quantitative standards for fetal and neonatal autopsy. Am J Clin Pathol, 2006, 126(2): 256-265.

[3] Merlob P, Sivan Y, Reisner SH. Anthropometric measurements of the newborn infant (27 to 41 gestational weeks). Birth Defects Orig Artic Ser, 1984, 20(7): 1-52.

[4] Omotade O. Facial measurements in the newborn (towards syndrome delineation). J Med Genet, 1990, 27: 358-362. https://doi.org/10.1136/jmg.27.6.358.

[5] Chitty LS, Altman DG. Charts of fetal size: limb bones. BJOG, 2002, 109: 919-929. https://doi.org/10.1111/j.1471-0528.2002.01022.x.

[6] Gardosi J, Francis A, Turner S, et al. Customized growth charts: rationale, validation and clinical benefits. Am J Obstet Gynecol, 2018, 218(2S): S609-618. https://doi.org/10.1016/j.ajog.2017.12.011.

[7] Kiserud T, Benachi A, Hecher K, et al. The World Health Organization fetal growth charts: concept, findings, interpretation, and application. Am J Obstet Gynecol, 2018, 218(2S): S619-629. https://doi.org/10.1016/j.ajog.2017.12.010.

[8] Villar J, Cheikh Ismail L, Victora CG, et al. International standards for newborn weight, length, and head circumference by gestational age and sex: the Newborn Cross-Sectional Study of the INTERGROWTH - 21st Project. Lancet, 2014, 384(9946): 857 - 868. https://doi.org/10.1016/S0140 - 6736(14)60932 - 6.

[9] Khong TY. The perinatal necropsy. In: Khong TY, Malcomson RDG, editors. Keeling's fetal and neonatal pathology. 5th ed. London: Springer, 2015.

[10] Pryce JW, Bamber AR, Ashworth MT, et al. Reference ranges for organ weights of infants at autopsy: results of >1,000 consecutive cases from a single centre. BMC Clin Pathol, 2014, 14: 18. https://doi.org/10.1186/1472 - 6890 - 14 - 18. eCollection 2014.

[11] Scheimberg I, Ashal H, Kotiloglu-Karaa E, et al. Weight charts of infants dying of sudden infant death in England. Pediatr Dev Pathol, 2014, 17(4): 271 - 277. https:// doi.org/10.2350/13-08-1362 - OA.1. Epub 2014 May 23.

[12] Maroun LL, Graem N. Autopsy standards of body parameters and fresh organ weights in Pathological Assessment of Fetal Growth 68 nonmacerated and macerated human fetuses. Pediatr Dev Pathol, 2005, 8(2): 204 - 217. Epub 2005 Mar 8.

[13] Stirrup OT, Khalil A, D'Antonio F, et al. Fetal growth reference ranges in twin pregnancy: analysis of the Southwest Thames Obstetric Research Collaborative (STORK) multiple pregnancy cohort. Ultrasound Obstet Gynecol, 2015, 45: 301 - 307. https://doi.org/10.1002/uog.14640.

[14] Thayyil S, Schievano S, Robertson NJ, et al. A semi-automated method for non-invasive internal organ weight estimation by post-mortem magnetic resonance imaging in fetuses, newborns and children. Eur J Radiol, 2009, 72(2): 321 - 326. https://doi. org/10.1016/j.ejrad.2008.07.013. Epub 2008 Sep 2.

[15] Man J, Hutchinson JC, Ashworth M, et al. Organ weights and ratios for postmortem identification of fetal growth restriction: utility and confounding factors. Ultrasound Obstet Gynecol, 2016, 48(5): 585 - 590. https://doi. org/10.1002/uog.16017. Epub 2016 Oct 25.

[16] Perinatal Institute @ www.gestation.net.

[17] Publications, charts and training recourses of Intergrowth - 21 @ https://intergrowth21.tghn.org/.

[18] Cain MD, Siebert JR, Iriabho E. Development of novel software to generate anthropometric norms at perinatal autopsy. Pediatr Dev Pathol, 2015, 18: 203 - 209.

第三节 胎儿生长异常的诊断标准和尸检中尺寸和体重测量值的解释

贝塔·哈吉泰

胎儿生长异常的临床和病理诊断标准

胎儿生长的问题可能与环境条件、母亲的既往疾病或怀孕相关的医学状况有关,也可能是遗传易感或基因决定的。胎盘“原因”是一种历史上流行的误称,因为母体-胎儿界面和胎盘的病理并非原因,而是各种潜在异常的结果——母体全身性或局部性血管疾病、对绒毛抗原的异常免疫反应(同种免疫)、母体病毒感染或血栓倾向等。

大于胎龄儿(large for gestational age,LGA)的体重稳步在第 90 百分位数以上,而小于胎龄儿(small for gestational age,SGA)的体重则跌至第 10 百分位数以下。“低出生体重”的定义是 2 500 克以下,而胎儿过度生长的界值是 4 500 克。

胎儿生长受限(fetal growth restriction,FGR)和小于胎龄儿(SGA)之间的重要区别在于生长的动态差异。在 FGR 中,体重并不是在较低的百分位数上逐渐增加,而是胎儿生长逐渐趋于平台期,停滞不长,胎儿达不到其应有的生长潜能。一部分 SGA,甚至正常体重的婴儿(适于胎龄儿,AGA)也属于胎儿生长受限的范畴。

产前监测过程中,通过超声检查、多普勒检查及孕妇检查可以发现并确诊胎儿生长受限。已证实未被识别的胎儿生长受限是可避免死胎的最大单一风险因素,因此产前诊断胎儿生长受限具有非常重要的意义[1]。

尸检诊断的胎儿生长受限病例虽然在减少,但依旧占很大比例。围生期病理学家使用的有效诊断工具之一是对生物特征数据进行详细分析。病理学家在日常实践中经常计算器官与器官重量比,包括体重与胎盘重量比(BW/PW)、肺与体重比(L/B)、脑与肝脏重量比(B/L)和脑与胸腺的重量比(B/Th)。这些比例对于诊断有很大的帮助。体重与胎盘重量比(BW/PW)增加(足月 7 以下为正常,大于 9~10 为异常)表明胎盘功能不全。肺与体重比(L/B)被广泛用于诊断肺发育不全,在重度持续生长受限病例中,肺与体重比(L/B)会减少或提示发育不全[2,3]。妊娠28 周以上正常值的下限是0.012,在妊娠28 周之前则是0.015[2]。正常的脑肝比(B/L,正常值介于 2~4 和 6 之间,具体取决于浸软程度)是不均称生长受限的公认指标,而较高的脑与胸腺的重量比(B/Th)与显著且持续的宫内压力相关(足月正常时可达 50)。

生长异常的诊断标准类别各异,概念和定义都十分不明确。为了应对这种不确定性,在胎儿生长受限的临床诊断中,备受推崇的是德尔菲流程(Delphi Protocol)。这是大型国际产科医生团体之间旨在达成共识的一项协作[4]。目前该项目仍在持续,病理学家也加入进来创建明确的病理诊断标准。

尸检数据的解析

尸检数据的解释重要的一点是,要始终以尸检的临床背景和针对性问题为中心。病理学家常常要面对同时包含真实病理改变和伪像的异常测量值。因此,做调查的病理学家使用循证的信息,对观察结果进行判断并运用个人经验来解释尸检结果。在解读胎儿大小并尝试对生长异常进行诊断和分类时,除了测量值、重量和比率外,还必须考虑其他测试和检查的结果,合并所有结果得出结论。例如,外部观察胎盘与身体比例和胎盘大体特征或组织学特征可以帮助诊断非均称性生长受限,在个别情况下可以提示为三倍体。大于胎龄儿的天使般肥胖的脸部特征则提示产妇可能有糖尿病。

根据当前已发表的建议和指南[5-8],总结了以下流程图,为日常临床实践提供帮助(图 1-11)。该流程图尝试说明如何利用临床病史、大体检查、组织学检查和基因检测结果中的信息,强调生物测定值的作用及其与诊断胎儿生长异常的关系。它并非刻板的指南，而是为解读尸检中收集和计算的胎儿生物学数据提供实用的参考。下面展示了两个经典案例(图 1 – 12 和图 1 – 13)，说明流程图中的诊断步骤。

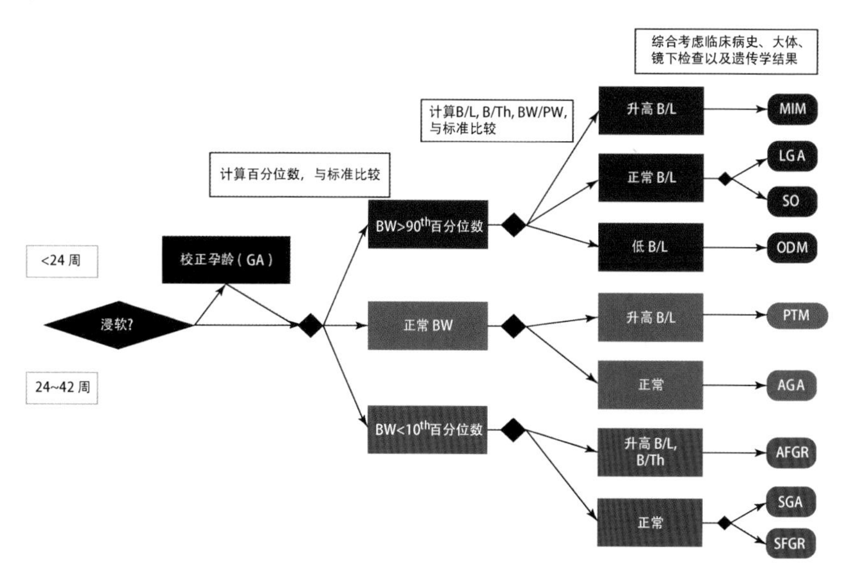

图 1 – 11　胎儿生长的尸检诊断模式

GA，胎龄；BW，出生体重；B/L，脑肝重量比；B/Th，脑胸腺重量比；MIM，巨大儿营养不良；LGA，大于胎龄儿；SO，SO 综合征性过度生长；ODM，与母体糖尿病相关的过度生长；PTM，疑似终末营养不良；AGA，适于胎龄儿；AFGR，不均称性胎儿生长受限；SGA，小于胎龄儿；SFGR，均称性胎儿生长受限。颜色代码：红色−出生体重>第 90 百分位数；灰色−正常出生体重百分位数；蓝色−出生体重<第 10 百分位数。

尸检体重评估，建议使用个体化的或至少部分个体化的出生体重百分位数。先前已经讨论了基于本地或多种族人口的标准化图表和百分位数计算的优势。适于胎龄生长的常规定义是高于第 10 个百分位数，而低于第 90 个百分位数(个体化)。

除了与正常器官重量标准作比较之外，计算器官与器官重量比还可以发现其他隐蔽的异常生长——例如，体重属于适于胎龄儿范畴的生长受限——进而大幅度调整诊断路径。

在非浸软围生期死亡病例中，若 B/L(脑与肝重量比)超过 4，则认定为 B/L 增加；在中度及重度浸软的病例中，临界值为>6[5-8]。前置血管破裂或胎母输血引起的大量胎儿失血会导致 B/L 的假性增

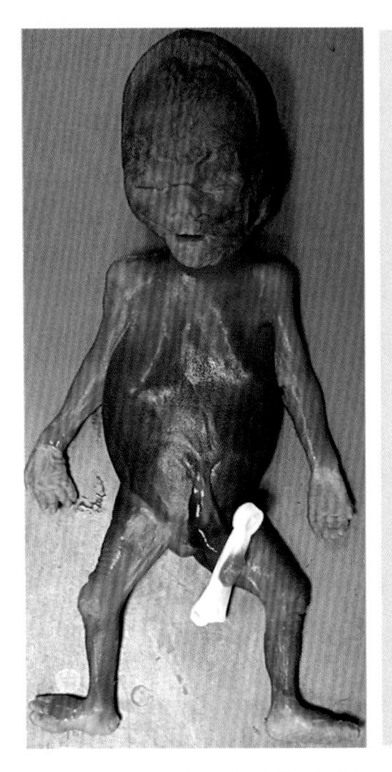

案例 1

晚孕期宫内死亡，在孕龄 28 周时确诊。尸检结果：轻度浸软，正常妊娠测量值，出生体重低于第 3 百分位数（个体化），B/L 增加（5.9），B/Th 增加（122），腹部器官重量低于预期，组织学证实为慢性胸腺应激、肾上腺皮质的脂肪变化和缺氧缺血性脑损伤。胎盘重量低于第 3 百分位数，组织学显示为慢性组织细胞绒毛间质炎并伴有大量绒毛周围纤维蛋白沉积。**结论：**这是个经典的由于胎盘病理原因而导致不均称性胎儿生长受限（AFGR）的案例。

图 1－12　不均称性胎儿生长受限

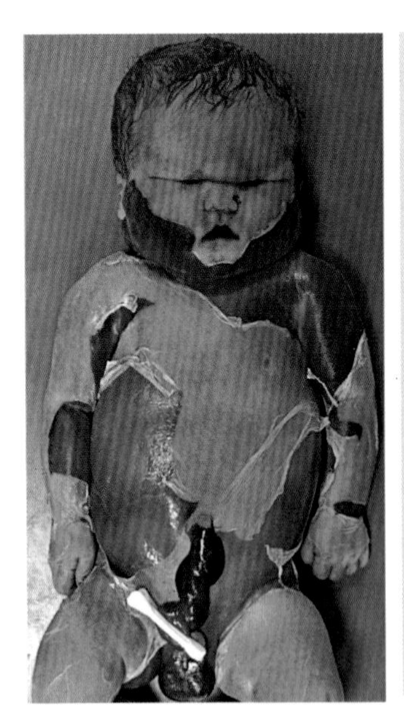

案例 2

在孕龄 38 周时诊断出死胎，有胎动减少和母体肥胖的病史。尸检结果：中度浸软，胎儿具有天使般肥胖面容特征和单脐动脉。出生体重位于第 95 百分位数（个体化）。肝脏重量增加，B/L 低（1.8），B/Th 正常。胎盘重量刚好超过第 10 个百分位数，BW/PW 增加（9.3）。组织学显示胰腺中的胰岛增生，绒毛水肿和胎盘高度的胎儿血管灌注不良。**结论：**大于胎龄儿，结合其他临床、大体和组织学检查结果表明其为与母体糖尿病或糖尿病前期相关的胎儿过度生长（ODM）。

图 1－13　与母体糖尿病或糖尿病前期相关的胎儿过度生长

加，而严重的充血或慢性胎儿贫血则相反，肝脏重量增加可能导致生长受限的胎儿拥有正常的 B/L。脑与胸腺重量比上升（界值：孕龄 32 周后>50，在 32 周之前>70）加上慢性胸腺应激性改变组织学是支持胎儿生长受限的证据，和肾上腺应激相关的组织学变化类似。不均称性胎儿生长受限（AFGR）和胎盘发育不全有关，组织学佐证包括慢性母体血管灌注不良、胎儿血管灌注不良、慢性同种免疫性绒毛炎和蜕膜炎，以及慢性组织细胞间质炎——大量的绒毛周围纤维蛋白沉积。

均称性胎儿生长受限（SFGR）的特征包括：头围等生长参数普遍下降，所有器官均受到相同影响，区别于不均称性胎儿生长受限，均称性胎儿生长受限没有脑保护效应，B/L 正常，胸腺重量和其他器官重量低于预期，BW/PW 正常或偏低。教科书中引用的例子包括染色体异常和病毒感染——巨细胞病毒（CMV）或风疹，它们通常在怀孕早期影响胚胎和胎儿，导致细胞周期损失并降低细胞数。

在体重正常或高于胎龄预期的胎儿和婴儿中，可以发现脑与肝脏重量比增加。该发现可被视为存在营养和低氧应激的证据，提示死亡前严重营养不良；在 AGA 中，其解释为“可能的终末营养不良（probable terminal malnutrition，PTM）”；在 LGA 中，其解释为“巨大儿营养不良（malnutrition in macrosomia，MIM）”。通常，脑与胸腺的重量比会增加，尤其是在 MIM 中，天使般肥胖面部特征以及出生时的 BW/PW 比增加可视为相关异常。

当出生体重在第 90 个百分位数以上，且 B/L 小于 2 时，必须进一步查找孕产妇（妊娠或妊娠前）有无患糖尿病的证据。天使般面部特征、皮下脂肪增加常与心脏偏重、大脑偏轻关联，肝大，这些都是“在母体糖尿病的情况下过度生长（ODM）”婴儿 B/L 低的原因。即便没有产前诊断，如果有清晰的尸检结果，也可表明致病原因是母体患糖尿病或糖尿病前期，特别是在母体有体重指数（body mass index，BMI）升高的病史时。

大于胎龄婴儿——通常病史中有意外死胎或婴儿猝死——器官与器官比例正常，无论有无明显相关的畸形特征，都要注意有无综合征性过度生长，需要进行基因检测和转诊。伯-韦综合征（Beckwith-Wiedemann Syndrome）或小儿巨脑畸形综合征（Sotos Syndrome）可能导致早期死亡，而 Perlman 综合征则经常导致新生儿死亡。

（许曼　译）

参考文献

[1] Gardosi J, Madurasinghe V, Williams M, et al. Maternal and fetal risk factors for stillbirth: population based study. BMJ, 2013, 346: f108.

[2] Wigglesworth JS, Desai R, Guerrini P. Fetal lung hypoplasia: biochemical and structural variations and their possible significance. Arch Dis Child, 1981, 56(8): 606-615.

[3] Laudy JA, Wladimiroff JW. The fetal lung. 2: pulmonary hypoplasia. Ultrasound Obstet Gynecol, 2000, 16(5): 482-494.

[4] Gordijn SJ, Beune IM, Thilaganathan B, et al. Consensus definition of fetal growth restriction: a Delphi procedure. Ultrasound Obstet Gynecol, 2016, 48(3): 333-339. https://doi.org/10.1002/uog.15884.

[5] Marton T, Hargitai B, Bowen C, et al. Elevated brain weight/liver weight ratio in normal body weight centile term perinatal deaths: an indicator of terminal intrauterine malnourishment.Pediatr Dev Pathol, 2013, 16(4), 267-271. https://doi.org/10.2350/12-11-1278-OA.1.Epub 2013 Apr 9.

[6] Cox P, Marton T. Pathological assessment of intrauterine growth restriction. Best Pract Res Clin Obstet Gynaecol, 2009, 23(6): 751-764. https://doi.org/10.1016/j.bpobgyn.2009.06.006.Epub 2009 Oct 23.

[7] Mitchell ML. Fetal brain to liver weight ratio as a measure of intrauterine growth retardation: analysis of 182 stillborn autopsies. Mod Pathol, 2001, 14(1): 14-19.

[8] Man J, Hutchinson JC, Ashworth M, et al. Organ weights and ratios for postmortem identification of fetal growth restriction: utility and confounding factors.Ultrasound Obstet Gynecol, 2016, 48(5): 585-590. https://doi.org/10.1002/uog.16017. Epub 2016 Oct 25.

第二章
胎儿尸体解剖

摘 要

胎儿尸体解剖是围生期保健的重要手段之一。对于死产的病例,它有助于确定死亡原因和时间。对于医疗性终止妊娠(termination of pregnancy,TOP)的病例,无论胎龄如何,胎儿尸体解剖都是胎儿医学的质量控制和保证,能进一步完善胎儿表型,并指导分子研究。胎儿尸检结果能为父母提供适当的遗传咨询,为临床医生提供未来妊娠的处理建议。

第一节 提高胎儿检查率的初步问题

耶莱娜·马丁诺维奇、尼尔·J.塞比尔

我们正处于基因组医学时代,新术语已经被引入结合胎儿和围生期病理学的领域。“分子解剖”一词通常指的是在没有胎儿-胎盘病理检查时,以各种基因组检测产前组织活检来查找病因。在某些情况下,可能有明确的迹象表明需要进行特定的分子遗传学研究。为确保准确性,建议:

1. “尸体解剖”一词应当保留,作为表型检查(全面或部分)。
2. 分子检测应作为现代胎儿尸检的一部分。

此外,为了证实基因组检测所发现的许多意义不明确的未知或罕见变异的实际临床意义,避免出现假阳性/阴性的结论,有必要就胎儿表型与病理学家进行沟通讨论。

本手册提供了现代胎儿尸检的基本方法,应该以病例为导向,而不是系统化,以尽可能提供最适当的咨询,更好地服务于患者。

最后,尽管基因组学在产前的诊断率不断提高[从各种可用的新一代测序(next-generation sequencing,NGS)序列的 22% 到全基因组测序(whole-genome sequencing,WGS)序列的 50% 以上],但大多数胎儿还是只能通过胎儿-胎盘检查得到明确的诊断,其与血管性、感染性、致畸性相关或多因素/复杂的原因有待进一步阐明。

胎儿病理学万岁!

胎儿尸检的适应证

每个进行胎儿检查的实验室都应该制定其胎儿尸检的转诊标准,流程与临床团队保持一致。自然,具体适应证可能因当前的临床研究项目或机构提供的产前检查水平而有所不同。

例如，在胎儿医学的三级医疗中心，已经制定了以下适应证：

- 宫内胎儿死亡(in utero fetal demise，IUFD)。
- 复发性流产(先证病例只查胎盘)。
- FISH/核型分析正常(或待定)的医疗性终止妊娠。
- 对于已知的非整倍体病例，我们已经从之前的细胞遗传学检测中得知了结果。此外，在此类病例中，因21三体终止妊娠的病例[妊娠早期标志物升高和(或)颈项透明层增厚]，胎儿检查通常无特殊发现，且可能对家庭无益。

临床申请

每个胎儿病理实验室都应该提供一份简明的要求表，涵盖临床尸检或胎盘检查的要点，包括临床的指征。本文提供了这样一个文档的模板(表2-1)，包含：① 临床主管医师的姓名及联系方式；② 分娩日期及时间；③ 孕周；④ 适应证；⑤ 母亲的病史和孕产史；⑥ 父亲的年龄及病史；⑦ 母亲的血清学检查结果；⑧ 胎儿的核型及微阵列结果；⑨ 妊娠期的药物或可能致畸物质接触史；⑩ 超声检查结果的副本，最终的MRI和其他相关的检查报告，还有临床工作者认为应提及的其他结果。有些机构可提供电子版结果。

表2-1　胎儿-胎盘检查的临床问卷表

胎儿及胎盘□　　仅胎儿□

主治医师..............................　**机构**：..............................
联系电话：..............................

母亲姓名：..............................
末次月经：........../........../..........
妊娠日期：........../........../..........
终止妊娠日期：........../........../..........
娩出日期：........../........../..........　**时间**：..........(h)

ID：#(母亲)

表格填写日期：..............................
胎儿：(名字)：..............................
出生体重：..............................g
性别：..............................**孕龄**：..........周

（续图）

适应证（终止妊娠、胎死宫内、自然流产）
…………………………………………
…………………………………………
…………………………………………

母　亲	父　亲
出生日期：…………………… 病史： －个人史：…………………… －家族史：…………………… －既往孕产史： …………………… …………………… …………………… －妇科病史（避孕史、不孕症等）： …………………… …………………… …………………… 血型：………… 种族：…………	姓：…………………… 名：…………………… 出生日期：…………………… 病史： －个人史：…………………… …………………… …………………… －家族史：…………………… …………………… …………………… 血型：………… 种族：…………
近亲婚配：是□　否□　不确定□	

实际妊娠随访

母体血清学：

HIV	HBS	HbC	风疹	弓形虫
阳性/阴性/待定	阳性/阴性/待定	阳性/阴性/待定	阳性/阴性/待定	阳性/阴性/待定

体重增加：…………（kg）

	孕早期	孕中期	孕晚期
药物（包括非处方药）： 用药原因： 剂量： 频率：			
吸烟/饮酒			
特殊疾病： 高血压/ 糖尿病/贫血/ 过敏/			

（续图）

	孕早期	孕中期	孕晚期
感染/子宫出血/ 母儿合并症/ 血栓栓塞……			
超声扫描： （包含复印件）			

分娩情况
分娩方式：…………………………………… 持续时间：……………………………………………
病理学：……………………………………………………………………………………………
胎膜破裂持续时间：………………………………… 羊水量：………………………………………
高热：………………………………………………………………
分娩（正常、产后出血、助产、剖宫产）：……………………………………………………

已行检查
细菌学：………………………………………………………………………………………………
核型：…………………………………………………………………………………………………
Kleihauer 抗酸染色：……………………………………………………………………………

附件备注
………………………………………………………………………………………………………
………………………………………………………………………………………………………
………………………………………………………………………………………………………

附件为所有文件/结果的复印件。

对于来自同一分娩机构的胎儿，其孕产科病史可能已知。可以在每周的产前多学科会议上进行深入讨论病因，以便提前最大限度地收集信息，选择最合适的检查和采样方法。

胎儿尸检的知情同意

尸检的同意书及各种伦理的考量，都是作为胎儿尸检的“必要条件”要求。另外，除了孕龄以外，在此简要提及几个额外的要点。

在选定的适应证中（上文已讨论），临床团队需向胎儿父母提供胎儿尸检的选择并在获得其同意下才能进行胎儿尸检。在这个过程中，一份简要的书面说明可能有助这个家庭做出最后的决定。

这份胎儿病理学信息手册由病理学工作人员撰写，提供关于医院尸检的总体信息，以及检查结果可能对于胎儿的父母未来生育有价值的信息。除了这些一般性问题以外，这类信息手册还应说明每家医院/实验室实施的具体程序，包括尸体解剖程序的各个方面（时间、涉及火化、埋葬或捐献的事宜、开放时间、可用照片等）。父母可能希望了解检查的实际方面，尤其是关于保持胎儿身体的完整性、检查前后查看胎儿以及葬礼安排等。父母在尸检程序或病理报告中可能遇到的主要医学术语都用明确易懂的语言加以解释。应解释不同的选择范围：全面、局部、仅外部（可/否 X 线或虚拟成像）的尸检，包括其各自的优势和劣势。还应解释获得诊断和（或）研究样本的重要性，因为许多父母可能不知道正在进行的临床研究。在开始时，花时间进行知情告知是有价值的，因为进行回顾性研究时通常特别难获得入选病例的知情同意。

对于许多父母来说，胎儿尸检仍然是禁忌。尽可能找方法帮助他们更好地理解这项检查，才可能增加总体的同意率。

我们应该认识到，虽然最终的决定权在母亲或父母手中，但临床医生提出尸检的方式很重要。为了提高尸检同意率，建议采用多学科方法，包括定期召开产前会议，对所有患病胎儿进行系统性讨论，以及病理医生反馈的临床—病理相关性。建议产科团队中低年资医师要在胎儿病理学实验室轮转一定时间，消除来自宗教或文化对胎儿尸检的偏见。临床医生和病理医生只有相互尊重，携手并进，才能有助于父母的理解，增加尸检同意率。

一般来说，父母可以有以下选择：

- 全面尸检（允许病理学家选择最佳诊断方法）。
- 局部尸检（注明授权检查的身体部位或器官）。
- 仅外部尸检（照片、X 线/MRI），伴/不伴活检。

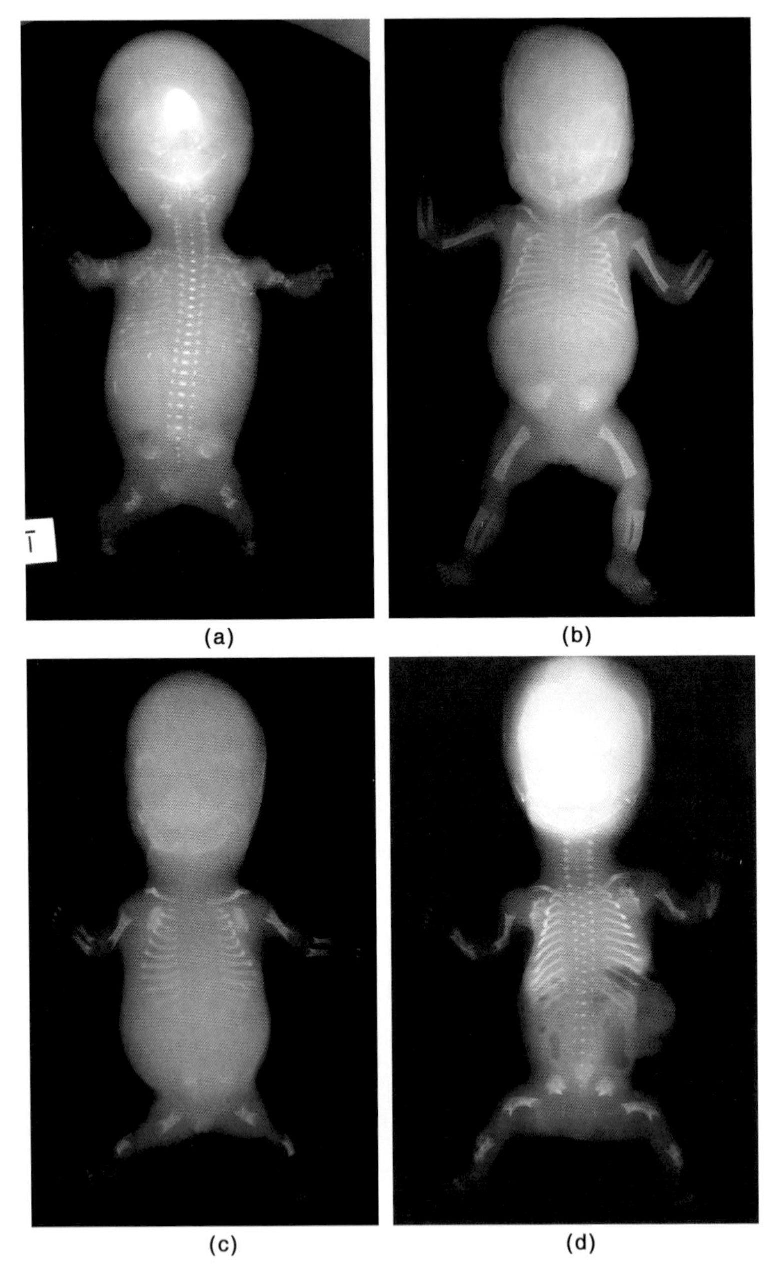

图 2-1　因“长骨发育不良”临床指征终止妊娠的早孕期胎儿正面全身放射线检查成像

(a) 成骨不全;(b) 因 *COL2A1* 中致病性变异(c.3121 G>A)导致的软骨发育不全表型;(c) 因 *COL2A1* 中新发致病变异杂合子(c.2663 G>A)导致的Ⅱ型软骨发育不全表型;(d) *FGFR3* 新发突变的致死性软骨发育不良。

- 除了放射学胎儿表型外，还进行胎儿生物学检测和异常外观检查（包括面部外观）。进行有针对性的活检检测，包括分子或基因组评估。
- 不进行尸检。
- 不进行任何检查（放射学/外部/内部），不进行体格检查或留取组织学样本，不评估再发风险。

还应告知父母，在某些情况下，如果已经通过 X 线、外部检查等明确了诊断，即使他们同意接受全面尸检，但能做的检查也可能是有限的。在这种情况下，例如骨骼发育不良，仅局部检查（即取膝关节皮肤—肌肉组织活检进行 DNA/分子检测以及取股骨下段组织进行组织学/软骨细胞培养）可能就足够了（图 2-1）。

第二节 现代胎儿尸体解剖方案

耶莱娜·马丁诺维奇、尼尔·J.塞比尔

完整的胎儿尸检由以下 6 个部分组成：

- 拍摄照片。
- 胎儿生物学测量。
- 胎儿放射学检查。
- 外观临床检查和表型分析。
- 内部检查（大体/组织学）。
- 胎儿神经病理学检查。

前 3 个部分是分析前的准备阶段，可委托给接受过胎儿病理学培训的技术人员来操作。

本书只描述了进行胎儿病理学检查的主要步骤及其作用，并不旨在面面俱到或就某一个问题进行深入探讨。

拍摄照片

大多数胎儿尸检是在胎儿尸体被送到太平间后，在新鲜（未固定）状态下进行的。通过一系列外观照片系统记录所有的发现，包括尸检过程中的所有异常发现，这十分重要。强烈建议使用配备有专业宏观镜头的相机。相机与拍摄平台的距离应保持恒定，以便精确地测量各种人体测量/头影测量的距离。有许多计算机方法可以自动将图像保存到患者（首选母亲）的记录中。

首先，由实验室的专业技术人员进行外表的标准拍照，内容包括：

- 一张给父母/家人的照片,应带有标识腕带(与胎儿送来时同样装束,连带随身物品一起拍照,或为发生浸软的胎儿适当遮盖好)。

- 全身照:前面图。
- 全身照:背面图。
- 全身照:侧面图。
- 头部:正面图。
- 头部:左侧和右侧视图。
    - 鼻骨:应特别注意确保正确的轮廓,包括额鼻角、鼻小柱、颏下(人中)和颏下(颌)。此外,耳郭经常覆盖外耳道(位置效应),因此拍照前应正确调整耳郭位置。
- 手部及足部:近镜特写视图。

除了这 8 张系列照片外,其他任何异常发现都可以拍摄下来,作为扩展纪录。对于非常小的胎儿,如果外生殖器难以判断性别,建议再拍摄一张外生殖器和会阴的照片。

在某些情况下,如某些家庭有特殊的要求,可以在尸体解剖后拍摄整个胎儿身体的照片,以清楚地记录身体的完整性。

有的父母可能会在尸检后数年才联系医院索取胎儿照片,所以只有将照片系统地存档在患者(母亲)的病历记录里,才能满足这类需求,有助于改善医患关系。

胎儿生物学测量

孕 29 周前的外部身体测量(包括体重和身长、头臀长、头围和足长)是用于估计胎龄的生物测量参数。在某些机构,尸检前会由经过培训的专业技术人员进行系统测量。

值得一提的是,虽然英制和公制都可用于测量,但公制系统是首选的全球标准化临床胎儿病理学报告测量系统。

记录胎儿生物测量数据,并将数据与年龄配对表进行比较(见第一章)。对于未发生浸软的胎儿,其测量数据应与预估胎龄一致。而发生浸软的胎儿表现出不同程度的均值偏移，这在胎儿放射学检查和生物学测量中予以说明。只有汇总所有可用的预测数据：外部生物测量、放射学检查和组织学检查（皮肤、肾脏、大脑），才能准确评估胎儿宫内发育时间，进而准确估算孕龄（图 2－2）。

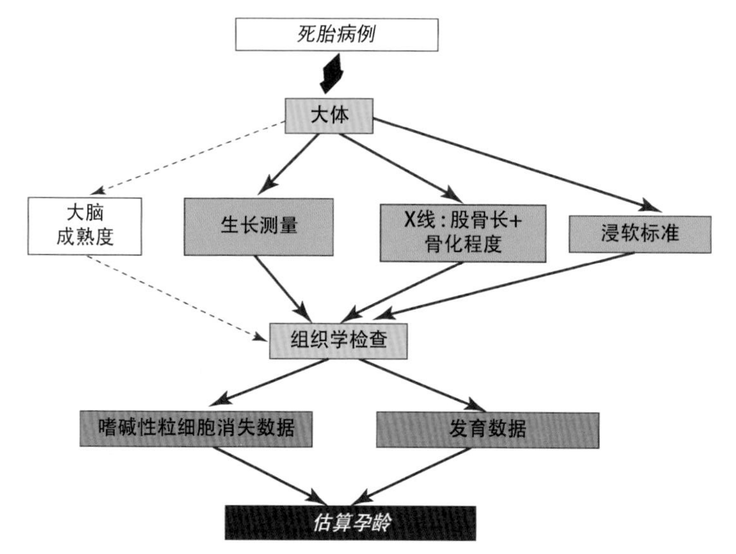

图 2－2 估算胎龄的方法。在死胎病例中，仅结合大体、组织学和放射学数据是估计孕龄的最佳方法

胎儿放射学检查

X 线

使用 X 线平片进行的胎儿 X 线检查是标准化胎儿尸检方案的组成部分。不管任何孕龄，进行内、外检查前，都要进行系统的检查和分析。强烈建议胎儿胎盘病理学中心都配备 Faxitron 系统和图像采集站，使每个机构都能维护自己的数字化档案。此外，最好由经验丰富的专业人员进行胎儿 X 线摄片。每个胎儿的 3 个标准化视图包括：全身正面、四肢（胎儿相同位置）和全身侧面轮廓。从孕 14~41 周，照射的时间和照射功率（单位：千伏）根据不同的孕龄来制定（表 2－2）。

每个胎儿病理学团队应制订流程，确定拍摄系统 X 线片的数量，如宫内胎儿死亡（IUFD）或流产（SAs）的全身 X 线摄片，以及复杂病例、医疗终止妊娠病例的额外摄片。如果有 Faxitron 系统，则可根据指征额外拍摄 X 线片。

表 2－2　不同视图/类型中，14～41 周孕龄 Faxitron 成像的胎儿放射学数值

孕龄(周数)	摄片类型	曝光时间(s)	功率(kV)
14	四　肢	10	20
	头面部	20	30
	轮　廓	20	30
15	四　肢	10	25
	头面部	20	35
	轮　廓	20	35
16	四　肢	11	25
	头面部	22	35
	轮　廓	22	35
17	四　肢	11	27
	头面部	22	37
	轮　廓	22	37
18	四　肢	12	25
	头面部	25	35
	轮　廓	25	37
19	四　肢	12	27
	头面部	25	37
	轮　廓	25	38
20	四　肢	15	22
	头面部	30	32
	轮　廓	30	32
21	四　肢	15	23
	头面部	30	33
	轮　廓	30	33
22	四　肢	15	25
	头面部	30	35
	轮　廓	30	38

（续表）

孕龄（周数）	摄片类型	曝光时间（s）	功率（kV）
23	四　肢	15	31
	头面部	30	41
	轮　廓	30	41
24	四　肢	15	33
	头面部	30	43
	轮　廓	30	43
25	四　肢	15	35
	头面部	30	45
	轮　廓	30	45
26	四　肢	15	37
	头面部	30	47
	轮　廓	30	47
27	四　肢	20	35
	头面部	40	45
	轮　廓	40	49
28	四　肢	25	40
	头面部	50	50
	轮　廓	50	52
29	四　肢	20	45
	头面部	40	55
	轮　廓	40	57
30	四　肢	30	45
	头面部	60	55
	轮　廓	60	57
31	四　肢	45	47
	头面部	90	57
	轮　廓	90	59
32	四　肢	45	48
	头面部	90	58
	轮　廓	90	59

（续表）

孕龄（周数）	摄片类型	曝光时间(s)	功率(kV)
33	四　肢	50	44
	头面部	100	54
	轮　廓	100	57
34	四　肢	55	45
	头面部	110	55
	轮　廓	110	58
35	四　肢	60	44
	头面部	120	54
	轮　廓	120	57
36	四　肢	60	45
	头面部	120	55
	轮　廓	120	58
37	四　肢	75	48
	头面部	150	58
	轮　廓	150	60
38	四　肢	75	50
	头面部	150	60
	轮　廓	150	62
39	四　肢	75	52
	头面部	150	62
	轮　廓	150	64
40	四　肢	90	36
	头面部	180	56
	轮　廓	180	60
41	四　肢	90	40
	头面部	180	60
	轮　廓	180	70

如果怀疑有尿道或气管—喉部狭窄与闭锁等梗阻性畸形，也可以在注射造影剂后行 X 线检查。细的微探针经常造成小胎儿的医源性穿孔，因此在进一步解剖之前，要进行仔细的膀胱内/气管内注射

以评估管腔的连续性。

除了股骨长，每个发育中的胎儿都有自己的骨骼成熟标准。这些信息可能对准确评估孕龄很有帮助（图 2－3）。此处仅提及每个孕龄的关键特征。更多详细描述见现有文献[1]。

第 16 周时，从 C3～S3 水平可见椎体，髂骨呈方形（图 2－3 第 16 周）。

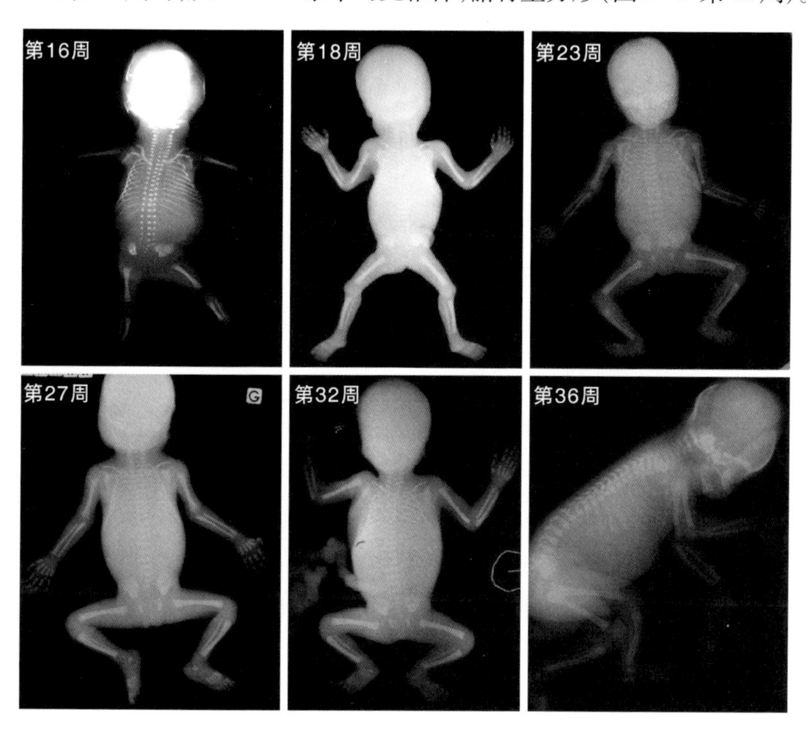

图 2－3　16～36 周不同孕龄骨成熟度的生理学变化

第 17 周时，可见坐骨，上尺侧干骺端凸起，手指第二指骨呈方形，但第五手指除外，其仍为圆形。

第 23 周时，椎体完全骨化至 S4 平面，坐骨垂直，可见耻骨。存在跟骨。

第 27 周时，骶骨完全骨化（S5），坐骨凹陷，耻骨发育良好。除跟骨外，还存在距骨。

第 32 周时，耻骨边缘锐利，跟骨和距骨发育良好。

第 36 周时，股骨远端骨化骨骺（Beclard）总是可见，胫骨近端骨化骨骺（Todt）也可能明显可见。胸骨可见，尾骨完全骨化。

这些标准可准确评估骨成熟度和孕龄。在非整倍体病例中可观察到骨化成熟提前。

对于各种骨骼畸形的解释以及它们的分子学背景,建议读者参考已出版的相关书籍,从而深入了解[2]。胎儿放射学的专业知识对准确指导胎儿尸检很重要。对于软骨发育不良的病例,通过尸检前X线检查已可以确定疾病,即使家属同意进行全面尸检,仍然可以合理地简化,有针对性取组织进行分子学检测及骨骼组织学检测。

MRI

如果父母拒绝侵入性胎儿尸检,且有特定的指征时,可以通过磁共振成像(MRI)进行虚拟胎儿尸检,同时可适当进行组织活检。

尸检横截面成像正在成为一种有用的辅助方法,在不能进行侵入性尸检的情况下,可以代替胎儿解剖,或者作为全面尸检检查的一部分[3]。

外观检查/胎儿表型

根据目前的定义,表型代表了生物体的一系列生理和行为特征,由其基因型与环境的相互作用所致。

虽然人类表型组研究项目[4]仍处于启动阶段,但目前DNA测序技术和计算方法的进步已经可以收集人类表型数据。因此,使用准确和标准的专业术语是至关重要的。人类表型学已经有超过10 000个术语描述了人类的表型异常[5]。

尽管未来通过外显子组和基因组测序可以更快地诊断,但是通过精确的表型分析来了解疾病仍然存在挑战[6]。精确的表型描述允许:① 将患者分层为亚群;② 建立基因型/表型相关性;③ 更好地了解疾病的自然病程。

胎儿外观检查应采用与任何其他临床遗传学检查相同的方式进行评估,但应识别发育中的胎儿各阶段独特的生理体征。遵循这些原则是十分必要的,可以避免无用的假阳性结果。

虽然可以同时进行外观检查的不同部分,但出于教学目的,我们将其单独列出。

评估浸软程度

几项关于死胎的研究已经确定了从外部浸软程度可以准确地预测胎儿死亡的时间。根据 86 例已知死亡时间的死胎尸检照片回顾性分析,就灵敏度、特异性和阳性预测值而言,有 8 个大体特征与特定的死亡至分娩时间之间具有良好的相关性[7]。按时间间隔递增顺序分别为:直径≥1 cm 的脱皮皮肤和(或)脐带变色至棕色/红色(6 h);多个身体区域的皮肤脱皮:面部、背部或腹部(12 h);体表面积≥5%的脱皮(18 h);皮肤棕色或棕褐色变色,通常累及腹部(24 h);任何木乃伊化(2 周)。

还有的认为浸软分为下面 5 个阶段[8,9]。

第 1 阶段:无——产时死亡。

第 2 阶段:轻微——皮肤滑脱,罕有大疱,少量(例如仅阴囊或其他部位的单点皮肤缺损)或无剥脱,死亡距分娩不到 12 h。

第 3 阶段:轻度——多个区域的局灶性剥脱,无其他变,死亡距分娩 12~24 h。

第 4 阶段:中度——全身皮肤浸软/剥脱,但无明显压缩性变化,死亡距分娩有 1 至数日。

第 5 阶段:重度——压缩和(或)木乃伊化和(或)内部液化,死亡距分娩超过数日。

从实用的角度,简单的分期体系已足够,例如分为无、轻微、中度和重度浸软。结合其他胎儿成熟参数(放射学和组织学)一起,可准确预测胎儿宫内滞留时间。

总体特质

应仔细观察胎儿的以下总体特质:

- 胎儿皮肤的颜色和外观。
- 身体比例。
- 除侏儒症外,某些病例的胎儿生长也不成比例,例如上肢甚至手比例异常。这些测量并未常规地包含在分析前的胎儿生物测量中,因此在这一检查阶段切勿忽视它们。

- 手指和脚趾的位置、长度和任何异常。
- 肢体末端或全身挛缩表示宫内活动受限。

重要的是,任何结果应始终与胎儿产前病例资料关联。胎膜过早破裂,导致羊水缺乏可导致羊水缺乏(Potter)综合征,这不应被误认为或描述为关节挛缩症,因为后者还存在内在的胎儿神经—肌肉疾病。在胎膜破裂的情况下,描述术语为"骨关节畸形和羊水过少/无羊水"综合征更合适。

任何产前诊断的或新发现的异常都应进行系统、精确的测量和摄影记录。

临床异常形态学评价

尽管胎儿异常形态学研究复杂,但却是每个胎儿病理学检查中必不可少的部分。胎儿形态随孕龄显著变化,需要结合标准化术语(http://elementsofmorphology.nih.gov/)和定性/描述性术语对胎儿轮廓形态进行系统检查。然而,不同观察者之间对胎儿畸形的主观印象差异非常大,只有在将每一个测量值与孕龄相关的标准进行比对之后,才引入病理学术语。此外,应根据头围评估面部测量结果。例如,对于小头的胎儿,正常的外眦距离显得相对过宽。

通过卡尺测量以下径线,参照同孕龄的正常值,评估胎儿是否有颅面畸形:

- 枕额径(正常值 12~41 周,Hansmann.1985)[10]。
- 内眦距离(正常值 27~41 周,Merlob et al.1984)[11]。
- 外眦距离(正常值 27~41 周,Merlob et al.1984)[11]。
- 睑裂长度(正常值 27~41 周,Mehes et al.1974)[12]。
- 人中长度(正常值 27~41 周,Merlob et al.1984)[11]。
- 口宽/连合间距离(正常值,Merlob et al.1984)[11]。
- 耳长(正常值 27~41 周,Merlob et al.1984)[11]。

教科书[13]可用于进一步的人体测量。

胎儿异常形态学评估的目的是识别未诊断的综合征，从而指导下一步的胎儿检查。这在较大胎儿中是可行的，但当孕早期的引产标本仅表现出轻微的面部特征时，就变得比较困难。另外，应该特别关注父母的种族背景和总体表型。在这种情况下，应始终优先系统记录面部测量和描述细节，而不是跳过人体测量记录的步骤直接使用形态学术语（图2-4）。

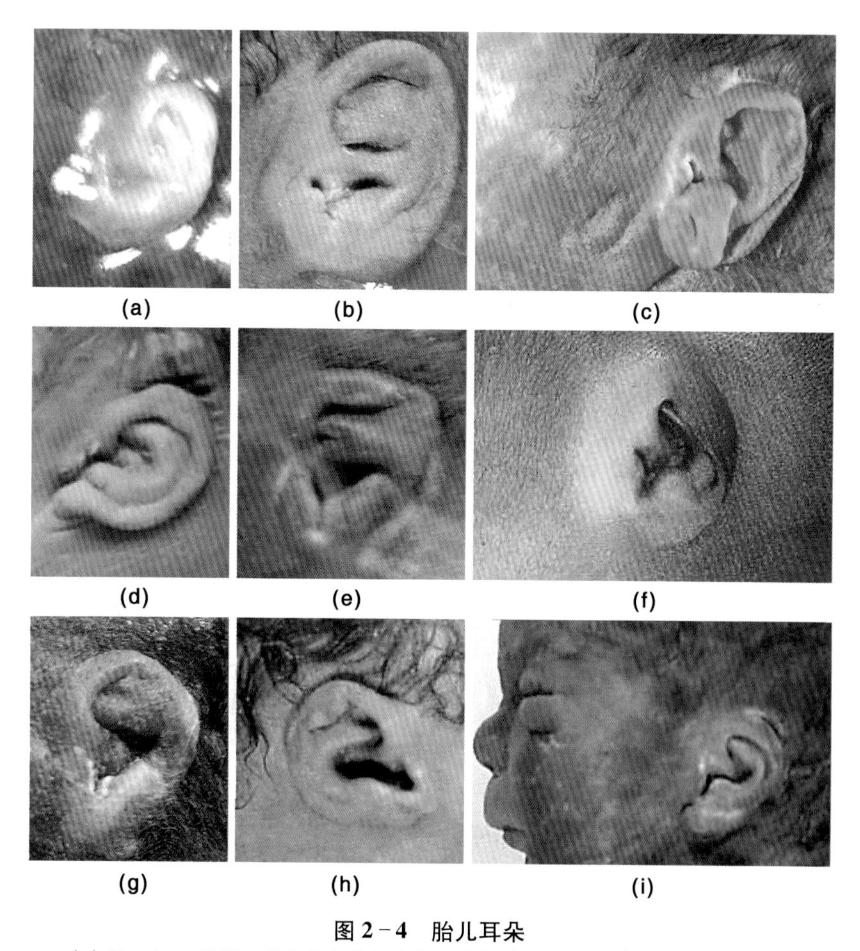

图2-4　胎儿耳朵

（a）Treacher-Collins综合征中的小耳畸形；（b）孕30周的正常胎儿耳朵；（c）28周，由ICR2甲基化缺失导致的Wiedemann-Beckwith综合征；（d）21三体的低位水平耳和圆耳；（e）*CHD7*变异引起的CHARGE综合征；（f）Fryns综合征；（g）18三体；（h）22q11微缺失导致的Di George综合征；（i）Cornelia de Lange综合征的特征性改变，伴有耳发育不全、人中突出和异常长的睫毛。

解剖/内部检查

一般来说,解剖从甲状腺或胸骨切迹水平的正中开始,绕过肚脐,向腹股沟两侧,取倒 Y 形切口,然后分离每侧的胸腹皮肤。钝性剪刀分离骨盆三角区,可清晰显示膀胱和脐动脉。从两侧膈肌附着点向上(尽可能向外侧方)垂直切断肋软骨直到锁骨,取出正中胸肋部分,以打开胸腔。有一个特殊情况,先天性膈疝/膨升时,第 12 肋骨与膈肌附着处应保持完整,以便更好地进行临床-放射学对比,对自然状态下的膈肌异常进行准确描述、测量和分类(图 2-5)。

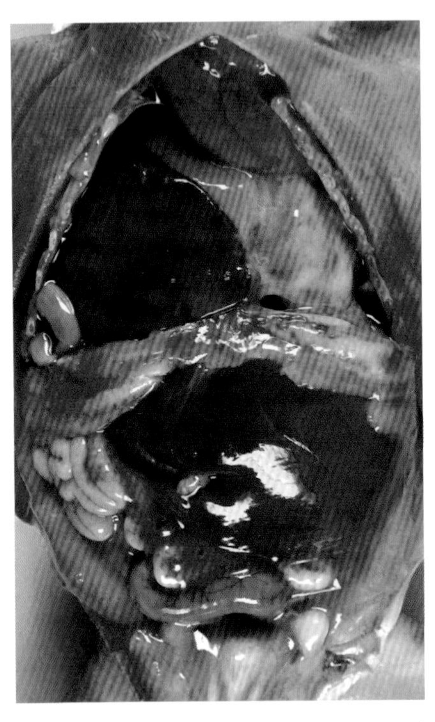

图 2-5　CDHs 的胸腹开口变异,最后一对肋骨与膈肌附着点连接完整

在非常小的胎儿(孕 13~16 周)中,可首选倒 M 形切口(图 2-6),就是指在原先的腹部从脐部开始的倒 V 形切口后,两侧从腹股沟区到锁骨各取一个同样的、垂直的肋-肌-皮肤切口,通过抬起这独特的皮瓣使其更容易打开。此外,尸检后向下翻转整个皮瓣,即可更容易恢复原状。

对任何观察到的异常都要进行原位检查和拍照。首先摘除胸腺,然后称重。常规采集胸腺和肺微活检的样本存入组织样本/DNA 库。

应完全去除两侧的心包膜,以便清晰观察肺血管。应将大血管从基底分开,并剥离出主动脉。检查主动脉弓、动脉导管和降主动脉的直径和位置。整个孕期内,动脉导管直径应与导管前段的主动脉

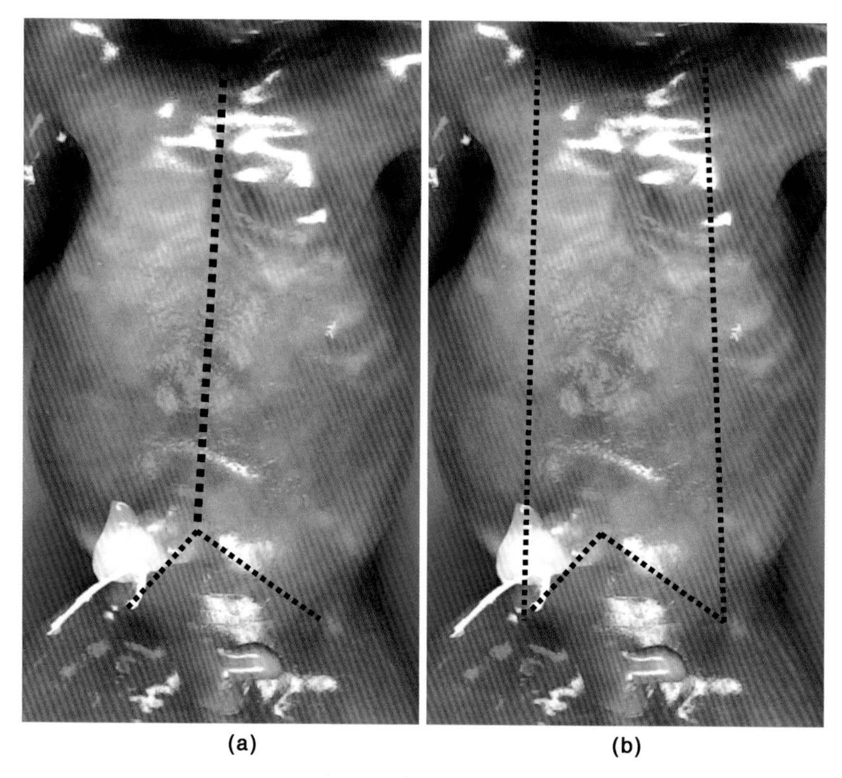

图 2-6　解剖切口类型

(a) 经典型,倒 Y 型;(b) 孕早期胎儿的倒 M 型。

弓大致相等。这一点对于评估导管前段主动脉弓发育不全甚至缩窄有重要意义。打开前,对心脏进行原位检查。除了评估脉管系统,冠状动脉前降支的位置还指示心室大小,其向右/左移位或其异常短的路径表示心脏发育不良或单心室。

按血流方向解剖心脏,序贯节段进行分析[14,15](图 2-7)。

我们建议新鲜剖视所有心脏畸形,直接在摄影台上解剖,以便记录心脏从原位视图到左室流出道开放的各个方面。这也可能有助于将临床-病理学结果与超声诊断相联系,有助于先天性心脏病(CHDs)方面的研究。解剖孕早期心脏可能需要使用微型器和放大镜(图 2-8)。

对于心脏畸形,除大血管及其流出道的直径外,强烈建议沿着解剖途径进行各种其他测量:

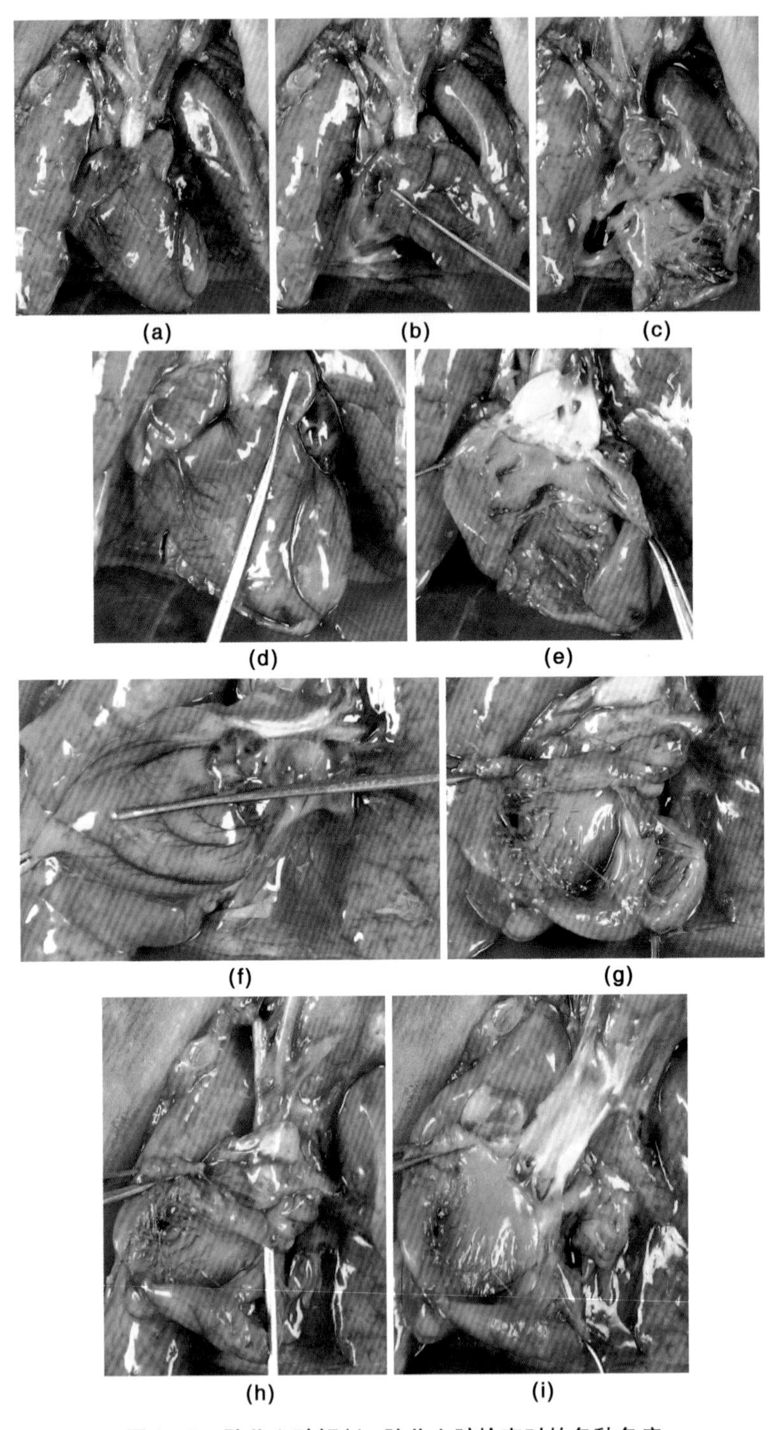

图 2－7　胎儿心脏解剖：胎儿心脏检查时的各种角度

(a) 确认大血管位置正常（“N”），且直径对称；(b) 中度向左旋转，心脏视图显示全身静脉回流系统，右心房；(c) 沿 B 图上探针方向切开右心，显示右心房、三尖瓣和右心室；(d) 探针为下一步解剖指示右心室流出道；(e) 右心室流出道及肺漏斗部，肺动脉干及两个肺动脉分支的出口；(f) 探针指示左心室解剖线，从肺静脉（左侧可见），经过左心房、二尖瓣进入左心室；(g) 左心室视图；(h) 探针插入升主动脉，显示下一步的解剖线；(i) 左心室流出道显示二尖瓣-主动脉连续性和主动脉瓣伴冠状动脉口。

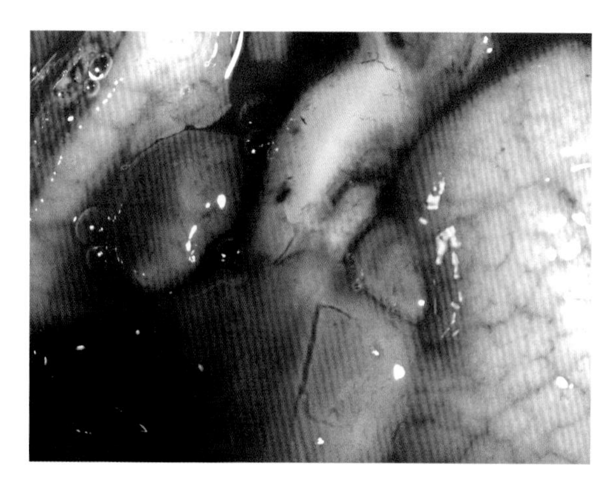

图 2－8　孕早期心脏：11 周的心脏原位图，显示大血管错位（“D”）及发育不良的不对称肺动脉

- 三尖瓣/二尖瓣生物测量。
- 三尖瓣/二尖瓣与心尖距离。
- 左/右心室的游离肌壁厚度。

如果由于任何原因，心脏解剖需要推迟，心－肺组织块可以预先固定，以便于详细检查肺血管，特别是肺静脉回流情况。

对肺脏在原位进行检查、解剖和称重。取样本后可置于冰冻组织库保存。

所有腹部脏器在解剖前都要先检查其部位。检查完肝、脾、胰后，从十二指肠下沿肠系膜逐步切除肠道。

在切除肾脏和肾上腺之前，必须进行腹膜剥离，以便更好地观察肾脏血管系统和其他潜在的异常。在仅限于肾脏的尸检中，在羊水不足的情况下，通过腰部切口可取出肾脏，并通过组织学活检进行 DNA 研究（图 2－9）。以小肾脏为例阐释胎儿病理学的定向方法。如果肉眼观察到肾发育不良（伴或不伴囊性肾病），应摘除眼球，寻找视网膜缺损的征象，以鉴别 *PAX2* 基因导致的肾虹膜缺损综合征。必要时，可从颅底通过蝶骨窗进行眼球剥离。

应对子宫和卵巢进行外观评估，并进行组织学研究。30 周后，从腹股沟管检查睾丸，首先用钝性剪刀扩张，然后用镊子取出。

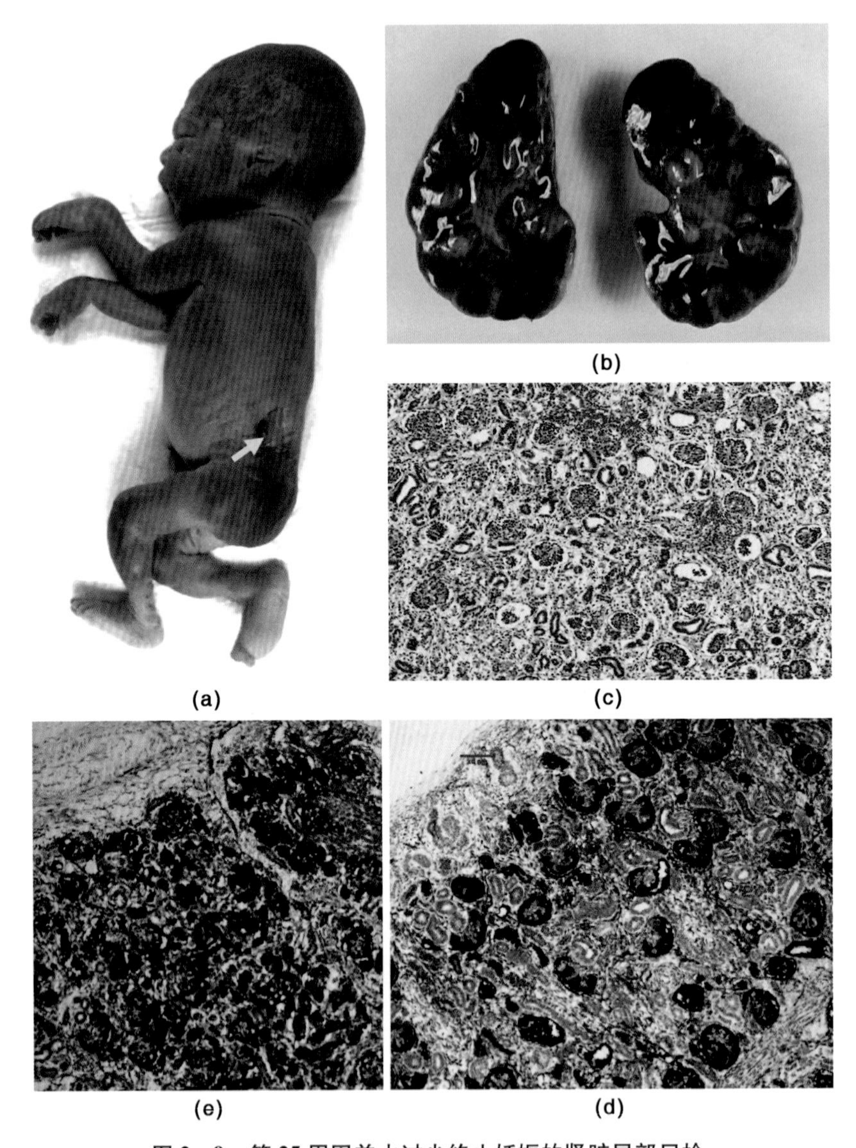

图 2-9 第 25 周因羊水过少终止妊娠的肾脏局部尸检

(a) 显示唯一的切口位置(浅蓝色箭头);(b) 大体/纵切面显示中度肾脏肿大;(c) HES (×20)组织学结果肾皮质“肾小球增生”;(d) CD10(×20)与对照相比,近端小管明显缺失;(e) 诊断为小管发育不良(之后确定为 ACE 纯合子变异)。

如果存在异常征象,应首先在同一水平经喉部横切,切除甲状腺并进行组织学检查。从食管和气管背侧向下分离,插入探针评估食管通畅性。

神经病理学(分类和采样)

以下病例应进行神经病理学评估:

- 因产前超声检查提示脑部畸形的医疗性终止妊娠。
- 虽产前未诊断无脑畸形,但因未明确诊断的综合征而终止妊娠者。
- 孤立性或复杂性脑畸形情况下的宫内胎儿死亡(产前预期结局或父母拒绝终止妊娠者)。
- 足月胎儿宫内死亡。

在尸检前一天,通过前后囟注射锌-福尔马林(4%甲醛)进行原位预固定。这样,即使在重度脑积水的情况下,也可以更好地保存和更容易地取出标本。该流程和其他分析前流程应由专业技术人员进行。

为了尽可能保留头部外观,从背侧自一个耳朵向另一个耳朵切开头皮。将头皮沿先前的切口两端向后外侧向下分离至颈基底部,这可以更好地评估脑干和小脑。然后将皮瓣向前后反折,暴露颅骨。左手握住胎儿颈部,使胎儿面部朝前,先在前囟外侧做两个切口,然后小心地使用钝性剪刀插入,切向骨平面。将胎头旋转180°,在每侧向后作旁矢状切口,以保持大脑镰完整。切口横向延续至顶枕交界处。此时,在后颅窝用钝性剪刀切断小脑镰。再次将胎儿头部旋转180°,操作者面向胎儿背部,并向额部延长旁矢状切口至额顶部。在额骨上切开骨窗,可以很容易地将其移除。此时,胎头向后背轻度后仰,将接收皿置于后部。从嗅球开始,在颅底切除颅神经,并从胎儿颅骨中逐步切除大脑。

如有需要,优先采用前路切除脊髓。在腰椎区,用手术刀离断椎弓根。将钝头剪刀插入髓腔,两侧向上开口,暴露脊髓。通过切开后神经根从终丝开始切除脊髓。

脑和脊髓用微量锌-福尔马林溶液(4%甲醛)固定。一般而言,在进行神经病理学评估之前需要延长固定(见第三章)。

样本库

多年来,人们一直认为石蜡病理足够用于DNA研究,直到现在意识到福尔马林会降解DNA,降低DNA质量,难以满足目前大多数二代测序(NGS)检测的要求。

因此,有系统地保存冷冻组织以作辅助分子试验是最重要的。在抗自溶方面,最好保存富含淋巴细胞的组织用于DNA检测,如胸腺和脾脏。此外,新鲜组织活检(肝、肺、皮肤)也用于各种生化筛查,如固醇类疾病、溶酶体疾病等。

如果怀疑有感染性胎儿病变,可以在冷冻胎儿组织上使用聚合酶链反应(PCR)探针(单一或多重)。

组织学

组织学检查与大体器官检查不同。后者与出生后极为相似,主要区别在于器官大小。而胎儿的组织学与孕龄高度相关,从胚胎形成到出生,不同孕龄下组织发生和组织学结构有很大不同。

每一阶段的发育都会出现非常特异性的组织学变化,可以通过研究胎肺、肾脏和皮肤来确定发育阶段。

简言之,胎肺成熟分为四个主要阶段:① 假腺体期(约9~16周);② 微管期(17~26周);③ 囊泡期(27~32周);④ 肺泡期(32周以后)[16]。从假腺期开始,气道结构发生连续的进一步分支,从而在儿童早期形成完整的气道传导系统。根据终末呼吸单位,即终末呼吸性细支气管远端的气室,计算放射状肺泡计数(radial alveolar count,CRA),CRA从24~27周时的2.2到在40周时的4.4[17]。CRA主要用于评估膈疝、其他原因导致的肺发育不良或生长不良的肺成熟度,也可提供信息用于评估肺发育阶段。

即使是在浸软的胎儿中,仍可根据肾的发生规律来进行孕龄评估,方法是在肾的矢状切面上进行皮质区肾小球的放射状计数,即髓质放射状分布的肾小球计数[18]。23 周龄时,皮质区形成 3 层成熟肾小球。其数量以大约每周增加 1 层的方式逐渐增加(图 2 - 10)。

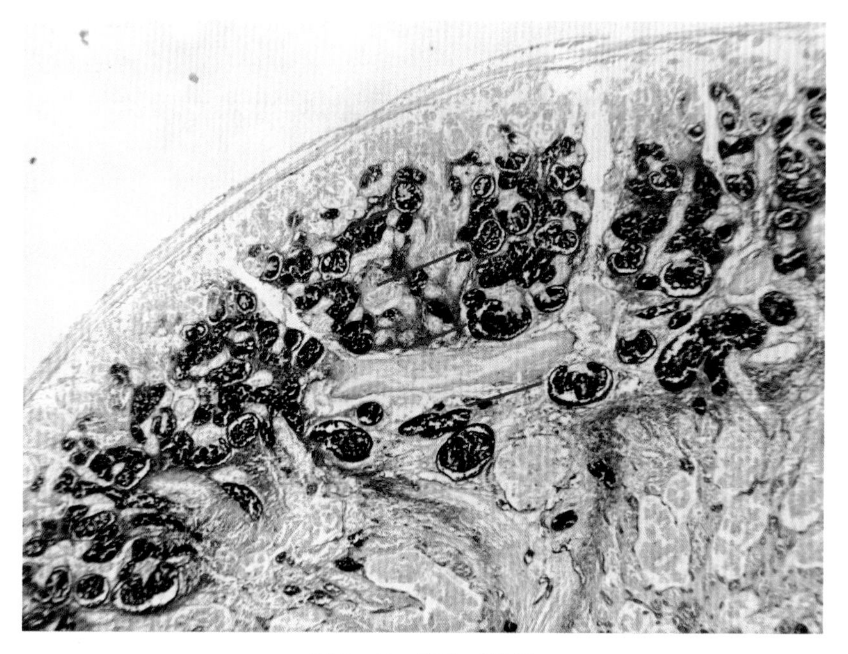

图 2 - 10　肾小球计数

第 24 周胎儿肾脏(CD10,×20)显示高度浸软,伴弥漫性嗜碱粒细胞减少。但是,CD10 标记的成熟肾小球层数计数为 4。

此外,在 10 周龄时的皮肤活检中未观察到皮肤的附属器。在大约 14 周时,基底细胞开始出芽。16 周时可见皮脂腺和毛干。23/24 周时汗腺导管明显延长,在 30 周后才可见其卷曲[19]。

浸软的 IUFD 胎儿的宫内滞留时间,是通过各器官中“嗜碱粒细胞消失”(LONB)的程度来评估[20,21,22](表 2 - 3)。

在系统基础上,常规对以下脏器进行检查:肺、胸腺、肝、脾、胰腺、肾、肾上腺和性腺。在新鲜死胎(<48 h)中,心脏组织学(心尖)可用于评估嗜碱性粒细胞消失(LONB)。

表 2-3 通过研究胎儿细胞/器官中嗜碱细胞(LONB)的减少来确定死亡后的滞留时间

	≥4 h	≥8 h	≥18 h	≥24 h	≥36 h	≥48 h	≥72 h	≥96 h	≥1 周	≥2 周	≥4 周	≥8 周
肾脏	皮质小管 LONB					肾小球 LONB					完全 LONB	
肺			支气管上皮脱落	支气管软骨基质 LONB				支气管上皮 LONB	气管软骨 LONB	肺泡壁 LONB		完全 LONB
肝脏				单个肝细胞 LONB				完全 LONB				
心脏				心肌内一半 LONB		心肌外半部 LONB						
胃肠道		黏膜上皮 LONB					透壁 LONB		完全 LONB			
肾上腺				胎儿肾上腺皮质 LONB			成人肾上腺皮质 LONB		完全 LONB			
胰腺					完全 LONB							

肌肉组织学会从几个骨骼肌，即股四头肌、二头肌、斜方肌进行评估。为了更好地评估纤维的大小和避免假阳性结果，通常会进行横断面测量。

在有需要时，脱钙后可对长骨的骨骺生长区进行骨组织学检查，通常为股骨或肱骨。因为大孕龄胎儿脱钙过程需要更长的时间，密切监测脱钙过程就非常重要，这样才能确定最佳的骨柔软度（例如通过针刺试验），继而进行纵向切割和包埋。除了经典的 H&E 染色，阿尔新蓝（Alcian Blue）染色也经常使用。

必要时，可对骨缝线或肋骨进行取样。

许多教科书对胎儿的组织发生进行了详尽的描述[23]。

尸检报告

应始终牢记尸检报告属于死者家庭，它应该简明扼要，用明确的语言书写，避免不必要的行话或术语。术语可由主要在线数据库提供，使尸检报告符合国际标准。

根据上述要求，尸检报告仅报告重大或有意义的病理学结果。

但是，如果产前怀疑存在各种异常，而胎儿病理学检查未发现，应将其描述为阴性发现，以阐明临床医生的困惑。

关于尸检报告的时间安排，如果记录到主要的肉眼可见的异常，可能会在尸检后不久发出初步的临时报告。在孤立性先天性心脏畸形（CHM）、先天性膈疝（CDH）或最常见的软骨发育不良中，X 线检查或大体检查结果可能足以作为诊断的基本依据。这些报告应尽快提供给父母。在其他病例中，所有辅助检查的结果都应整合入最终的尸检报告，并附有解释和评论。

参考文献

[1] Eurin D. Atlas radiographique du squelette foetal normal. Paris：Lavoisier MSP，1993.

[2] Hall CM, Offiah AC, Forzano F, et al. Fetal and perinatal skeletal dysplasias: an atlas of multimodality imaging. 1st ed. London: CRC Press Radcliffe Publishing, 2012.

[3] Dawood Y, Strijkers GJ, Limpens J, et al. Novel imagingtechniques to study postmortem human fetal anatomy: a systematic review on microfocus - CT and ultra-high-field MRI. Eur Radiol, 2019, 13: 1 - 13.

[4] Freimer N, Sabatti C. The human phenome project. Nat Genet, 2003, 34 (1): 15 - 21.

[5] Robinson PN, Kôhler S, Bauer S, et al. The human phenotype ontology: a tool for annotating and analyzing human hereditary disease. Am J Hum Genet, 2008, 83(5): 610 - 615.

[6] Robinson PN. Deep phenotyping for precise medicine. Hum Mutat, 2012, 33: 776 - 780.

[7] Genest DR, Singer DB. Estimating the time of death in stillborn fetuses: III. External fetal examination; a study of 86 stillborns. Obstet Gynecol, 1992, 80 (4): 593 - 600.

[8] Pauli RM, Reiser CA, Lebovitz RM, et al. Wisconsin Stillbirth Service Program: I. Establishment and assessment of a community-based program for etiologic investigation of intrauterine deaths. Am J Med Genet, 1994, 50(2): 116 - 134.

[9] Pauli RM, Reiser CA. Wisconsin Stillbirth Service Program: II. Analysis of diagnoses and diagnostic categories in the first 1,000 referrals. Am J Med Genet, 1994, 50(2): 135 - 153.

[10] Hansmann M. Ultrasonic diagnosis in obstetrics and gynecology. Berlin: Springer, 1985.

[11] Merlob P, Sivan Y, Reisner SH. Anthropometric measurements of the newborn infant 27 to 41 gestational weeks. Birth Defects, 1984, 20: 7.

[12] Mehes K. Inner canthal and intermammary indices in the newborn infant. J Pediatr, 1974, 85: 90.

[13] Gripp KW, Slavotinek AM, Hall JG, et al. Handbook of physical measurements. Oxford: Oxford University Press, 2013.

[14] Anderson RH, Becker AE, Freedom RM, et al. Sequential segmental analysis of congenital heart disease. Pediatr Cardiol, 1984, 5: 281 - 287.

[15] Anderson RH, Becker AE. The heart: structure in health and disease. London: Gower Medical Publication, 1992.

[16] Langston C, Kida K, Reed M, et al. Human lung growth in late gestation and in the neonate. Am Rev Respir Dis, 1984, 129: 607.

[17] Emery JL, Mithal A. The number of alveoli in the terminal respiratory unit of man during late intrauterine life and childhood. Arch Dis Child, 1960, 35:

544－547.

[18] Hinchliffe SA, Sargent PH, Chan YF, et al. "Medullary ray glomerular counting" as a method of assessment of human nephrogenesis. Pathol Res Pract, 1992, 188(6): 775－782.

[19] Ersch J, Stallmach T. Assessing gestational age from histology of fetal skin: an autopsy study of 379 fetuses. Obstet Gynecol, 1999, 94 (5 Pt 1): 753－757.

[20] Genest DR. Estimating the time of death in stillborn fetuses: II. Histologic evaluation of the placenta; a study of 71 stillborns. Obstet Gynecol, 1992, 80(4): 585－592.

[21] Genest DR, Williams MA, Greene MF. Estimating the time of death in stillborn fetuses: I. Histologic evaluation of fetal organs; an autopsy study of 150 stillborns. Obstet Gynecol, 1992, 80(4): 575－584.

[22] Jacques SM, Qureshi F, Johnson A, et al. Estimation of time of fetal death in the second trimester by placental histopathological examination. Pediatr Dev Pathol, 2003, 6(3): 226－232.

[23] Martinovic J. Urinary system: development and diseases. In: Khong TY, Malcomson RDG, editors. Keeling's fetal and neonatal pathology. Berlin: Springer, 2015.

第三节 胎儿检查引导下的分子诊断

耶莱娜·马丁诺维奇、尼尔·J.塞比尔

遗传学研究

在过去的几十年中,遗传学在所有医学领域都取得了革命性的进步,颠覆性修改了诊断的概念,在越来越多的对象中,诊断已到达分子水平。

在胎儿病理学领域,已经确定了越来越多的发育基因,以及从胚胎—胎儿时期起作用最大的“成人”基因。

因此,由多学科团队指导的胎儿病理学分子研究已成为每位发育病理学家的重要任务。在许多情况下,例如在最常见的软骨发育不良、胎儿肾囊性疾病中,已建议需行分子诊断(根据胎儿放射检查照片、肾脏组织学检查等),有针对性的评估可能足以进行基因诊断和咨询。不过,在更多其他病例中,虽然胎儿病理学可能揭示产前检查未发现的信息,但需要更广泛的全基因组筛查,以最大限度地增加确诊的机会。

应该明确的是,随着基因组技术的扩展,在越来越多的病例中,aCGH 或 WES 可识别出对表型具有未知或不确定预测效应的新生或遗传性新变异。如果不进行功能性研究,往往无法在尸检确定其临床意义,诊断可能只基于胎儿表型。只有严格分析分子数据和胎儿表型,并保存组织培养物用于功能性研究,才能明确这些变异的原因,从而在将来的妊娠中进行适当的产前诊断。

值得注意的是,胎儿核型分析和(或)aCGH 检测基本上是当前的一线检测,此后再根据需求行进一步的基因组检测。如果产前未检测,核型分析可取新鲜胎盘的绒毛膜活检(图 2－11)或任何胎儿组织

(肺、皮肤等)来进行。aCGH 可以在冷冻组织活检的同时或随后进行。

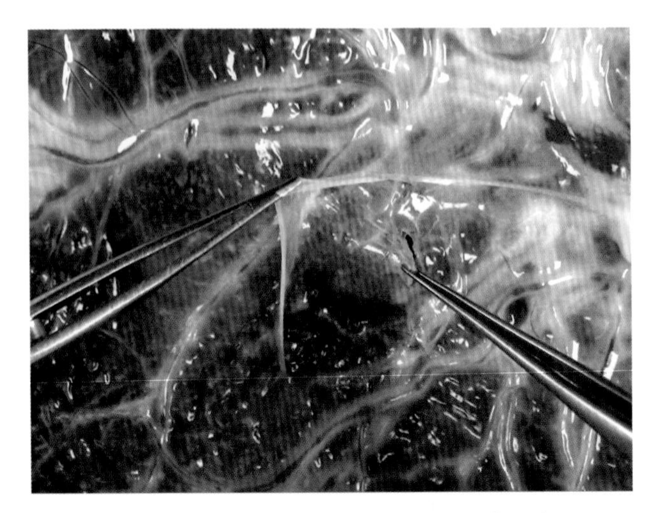

图 2-11　用于尸检核型分析的绒毛膜活检

绒毛膜活检程序的近景,包括从远离绒毛膜血管的胎儿表面分离羊膜层,以及采集直径 5~10 mm 的绒毛膜样本。在提取绒毛膜时,应用剪刀将绒毛从绒毛膜下分离。

胎儿尸检后咨询

因为现在越来越多可用的分子诊断,需要适当的理解和讨论分析前及分析后的信息,并向父母提供,这对遗传咨询师(属于实验室工作人员或多学科胎儿医学中心)有利。此外,在大多数基因组检测中,推荐进行胎儿和亲代 DNA 的家系分析,可提高诊断率。

一般考虑

每个胎儿病理学中心的成本效益由财务部门密切监测。出于实际考虑,法国已经规定,每年胎儿尸检数超过 100 例(大部分来自 TOP 的三级妇产医院)的胎儿尸检应由一名全职员工专职负责。

因此,为每个部门的效益单独设计最佳的模式是很重要的。可以选择将方案的某些部分委托给专门且经过培训的技术人员。显然,技术人员应承担医疗责任。

结论

总之,应尽一切努力,在之前确定的适应证中,加强对死亡后胎儿使用各种现代方法进行病理检查和调查。尽管过去几十年里,在产前成像和妊娠调查方面取得了相当大的进展,但在病理学和分子分析方面仍有研究价值,以确保充分的遗传咨询,包括已被收治到重症监护室(ICU)的患者[1]。对31项已报道的临床—病理学研究的荟萃分析显示,大约30%的诊断不一致[2],与作者的一个三级护理产科病房之一的胎儿5年稽查的未发表数据(JM,未发表数据)相似。

尽管有这一证据,但许多中心在服务提供或使用率方面仍然面临困难。为提供胎儿病理学发展的最佳环境,需要与临床医生进行密切的交流,并在临床—病理继续教育中不断努力。

(黄熙琳　译)

参考文献

[1] Combes A, Mokhtari M, Couvelard A, et al. Clinical and autopsy diagnosis in the intensive care unit. Arch Intern Med, 2004,164(4): 389-392.
[2] Winters B, Custer J, Galvagno SM, et al. Diagnostic errors in the intensive care unit: a systematic review of autopsy studies. BMJ Qual Saf, 2012, 21(11): 894-902.

第三章

胎儿神经病理学检查

摘 要

大脑发育畸形是在胚胎胎儿发育过程中出现解剖学和(或)组织学上的异常。就像飞机的“黑匣子”一样,畸形的大脑记录了中枢神经系统(CNS)发育过程中出现问题的关键信息。这些问题是神经发育障碍问题的核心,它们可以通过神经病理学检查进行分析。无论是胎儿自发死亡或人为终止妊娠,胎儿娩出后都应进行该项检查。但它应该严格遵循现行法律和伦理来进行。最后,胎儿神经病理检查需要具备对胚胎神经发育过程及其潜在的分子信号通路很深入细致的知识。

缩略词

CNS	中枢神经系统
CP	皮质板
CRC	Cajal-Retzius 细胞
CST	皮质脊髓束
CV	甲酚紫
GE	神经节隆起
H&E	苏木精和伊红
IPC	内层祖细胞
IZ	中间带
OPC	外层祖细胞
PC	孕晚期
RG	放射状胶质

RGC	放射状胶质细胞
SVZ	脑室下区域
VZ	脑室区域
WD	发育周
WG	孕周

第一节 方法学

费雷赫特・恩查-拉扎维

一个成功的神经病理学检查首先取决于大脑组织的保存良好。常见的问题是胎儿自然死亡或终止妊娠后，在宫内滞留时迅速发生的大脑自溶，以及死胎娩出后未能及时摘出大脑进行固定。在大脑未解剖前进行原位固定可能有助于保护组织（见第二章）。充分掌握妊娠详细相关情况（胎儿影像、生物学、遗传和细胞遗传学分析等）以及父母的既往史和家族史，有助于指导大脑检查和取样范围。

摘除中枢神经系统

在中枢神经系统摘除前，头皮、头骨、面部和眼睛的缺陷应被描述和拍照。把额叶和（或）枕叶以及显著病变区域（肿瘤、动脉瘤、发育不良）的组织样本冷冻在-80℃，留待未来进一步的分子研究。

大脑

胎儿大脑摘除是按照为新生儿设计的一种常用方法进行的。然而，由于胎儿大脑缺乏髓磷脂且富含水分（70%），极其脆弱，因此需要特殊的方法对组织进行保护。我们的做法是在一个装满清水的容器中进行中枢神经系统器官的摘除。在切开头皮和颅缝后，对大脑进行原位检查，看是否存在脑积水和脑萎缩。然后用头皮包住大脑顶部，在装满清水的容器内将胎儿身体上下颠倒，利用重力对大脑进行温和的牵引,可以更好地显示基底结构(颅神经、垂体柄和大脑动脉环),并且可以尽可能地在靠近颈髓的部位切除脑干。来自上段脊髓的标本对于研究下段皮质脊髓束和锥体交叉具有重要意义。大脑泡在水中,很容易对外观上的缺陷进行检查,包括蛛网膜囊肿和大脑实质畸形(水脑畸形、孔脑畸形)。然后,大脑被转移到一个大容器中,通过基底动脉进行灌注固定。进一步检查颅底是否存在筛窦缺损(缺乏冠状嵴、前神经管缺损、肿瘤肿块)、蝶鞍缺损(垂体和下丘脑肿瘤)和半规管发育不全。

脊髓

如果存在中枢神经系统畸形和原发性胎儿运动障碍,就需要摘除脊髓进行检查。从背侧逐层切开,切断椎弓根,切除背侧椎板,从而暴露硬脑膜。脊髓被完全取出并转移到容器中进行福尔马林固定,切取横截面进行石蜡包埋。

为了更好地识别脊髓节段,更倾向完整移除脊髓,可以采用腹侧入路。脱钙后从椎间盘处切断,使脊髓保持完整。这种方法能够很好地指示脊髓的水平,特别是它可以观察整个椎管和硬膜囊(在脊髓脊膜膨出时很有用)。

眼睛

作为中枢神经系统的一部分,眼睛的检查也不可少。摘除后用甲醛固定,然后测量,切割和取样。我们通常做前后旁矢状面切面。这样就可以对眼睛和视神经进行全面检查。

固定

关于中枢神经固定,存在着不同的做法。我们的做法是在4%的甲醛锌溶液(微量锌)中浸泡2~4周。如获得胎儿父母知情同意也可以使用多聚甲醛(PFA)和(或)-80℃冷冻保存。

拍照

拍照对于进行合适的前瞻性(以及回顾性)神经病理学解释是至关重要的。取一个干净透明板(有机玻璃或玻璃)放在蓝色(或浅绿色)硬板上,配上量尺(图3-1)。神经病理检查的整个过程,包括检查前、检查中及脑组织固定后,都要进行拍照。在切除大脑之前,对面部裂、头皮发育不全、膨出肿块和颅骨异常(颅缝扩张或融合等)等外部缺陷进行拍照。在取脑过程中,囊肿、脑积水(大颅腔而脑组织小)以及任何显著的病理特征都应在原位拍照。摘除大脑后对颅

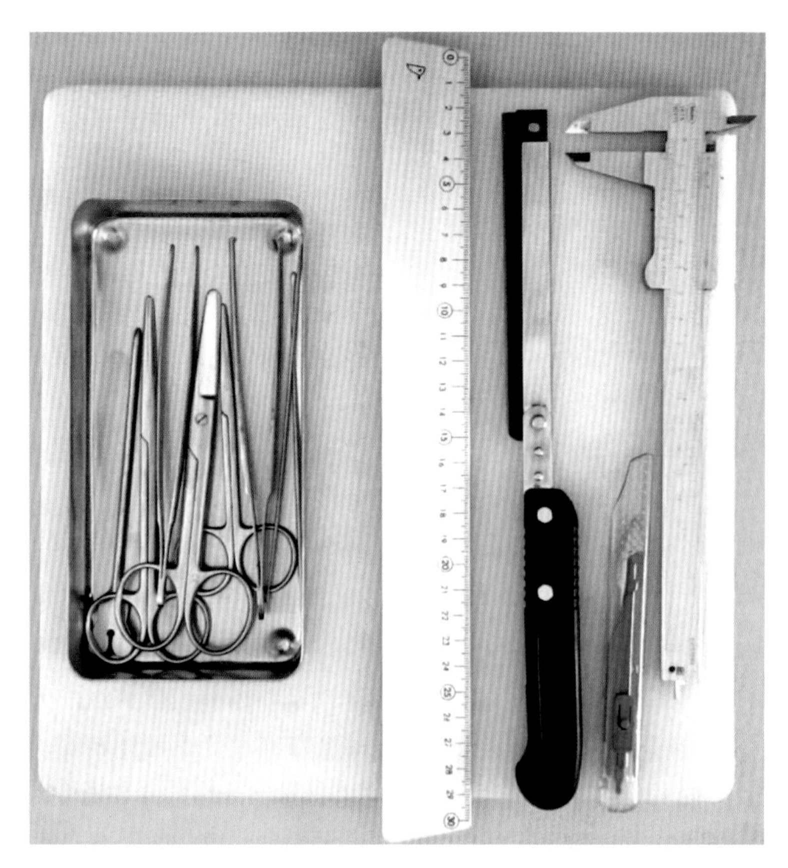

图3-1　中枢神经系统大体检查所需器械

底拍照。在宏观检查时,需要对固定大脑半球的外部形态和内部结构进行拍照,包括背侧、腹侧和底部,对脑干和小脑的背侧、腹侧进行拍照。完全扫描制好的病理切片,或者对明显的病理特征拍照截图。

大体检查

固定2~4周后,进行大体检查,然后取材进行组织学分析。甲醛固定后的大脑需要在清水浸泡一夜后进行检查。需要4个步骤:拍照、测量、切割和取样。

测量

测量是评估大脑成熟度最可靠的标准。去除大脑镰后称重,记录每个半球的额枕长度和小脑的横截距离。结合特制的胎儿量表(见第一章),根据体重和胎龄对大脑成熟度进行评估。孕20周前,小脑半球的横径每周增加1 mm,孕20周后增加会更快。

外观

检查双侧大脑半球的脑回结构。在大脑基底面,检查颅神经、垂体柄和大脑动脉血管(Willis环)。仔细检查垂体柄区域是否存在下丘脑错构瘤(图3-2)。

内部结构

检查大脑的内部结构需要切割大脑。从中脑的上丘和下丘之间切开,取出脑干和小脑(图3-3)。对包括上丘在内的中脑从头部切开。然后,切除大脑半球。对于孕20周以上的胎儿,我们首先沿正中矢状面分开左右大脑半球(图3-4),从而可以检查中线结构,主要是胼胝体的大小和形态。在胼胝体的嘴部、体部和压部水平分别测量胼胝体的长度和宽度,然后将大脑半球在相当于额叶、乳头体、脑桥中部(Charcot水平)、丘脑后结节和枕叶水平位置分别进行冠状面切开(图3-5)。

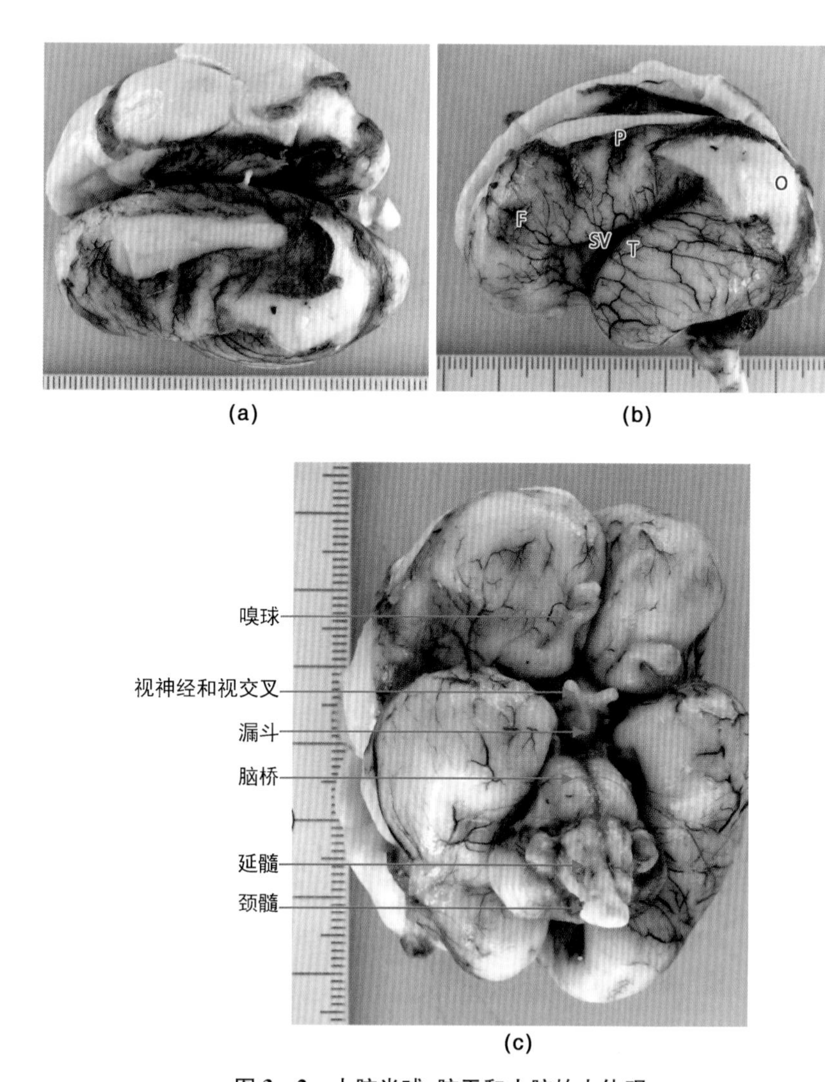

图 3-2　大脑半球、脑干和小脑的大体观

(a) 大脑半球背侧观；(b) 左侧大脑半球侧面观，F 额叶、P 顶叶、T 颞叶、O 枕叶、SV 外侧裂；(c) 大脑半球底面观。

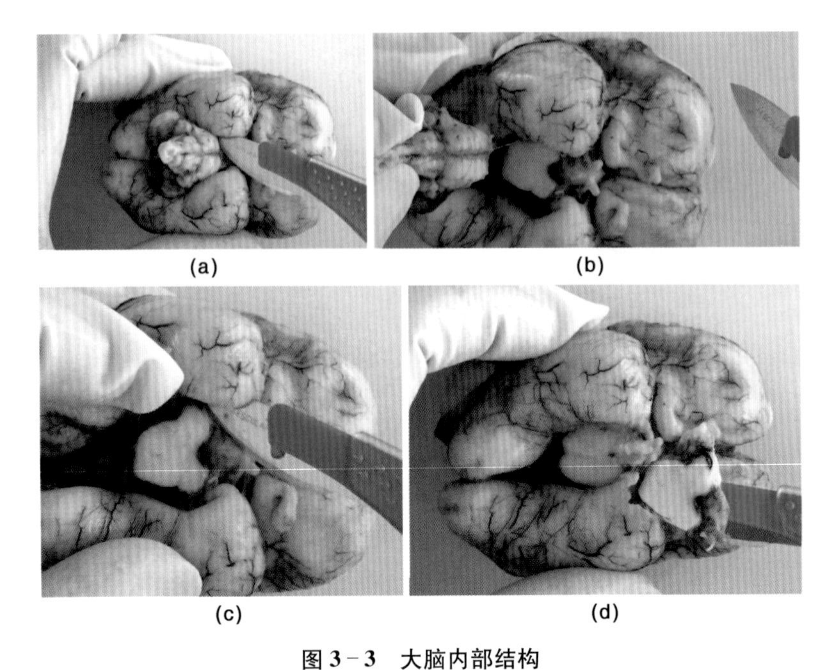

(a) (b) (c) (d)

图 3－3　大脑内部结构

(a)和(b) 在中脑上丘和下丘之间切开，取出脑干；(c)和(d) 中脑取材。

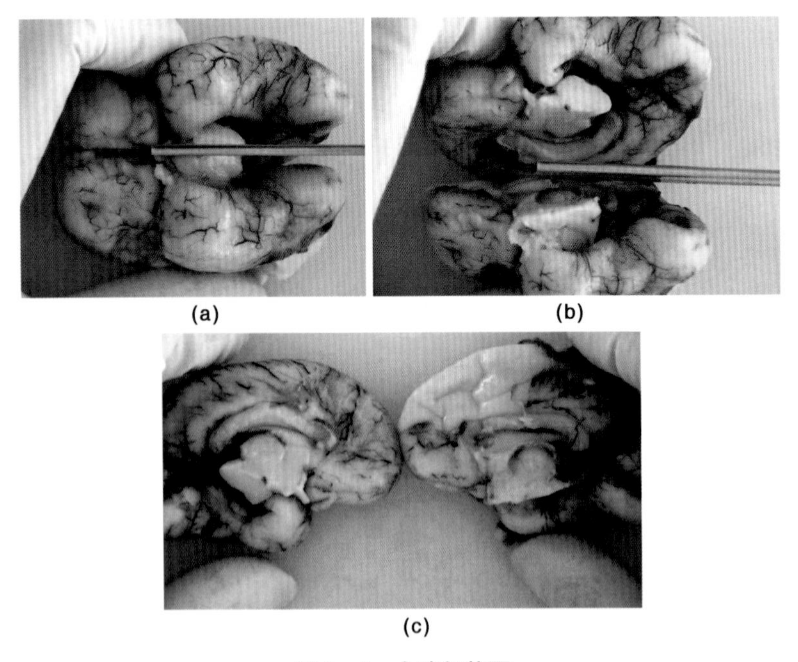

(a) (b) (c)

图 3－4　大脑矢状面

(a)和(b) 大脑正中矢状面切开，分开双侧大脑半球；(c) 大脑中线结构的前后观，包括胼胝体的3个部分(嘴部、体部、压部)和透明隔。

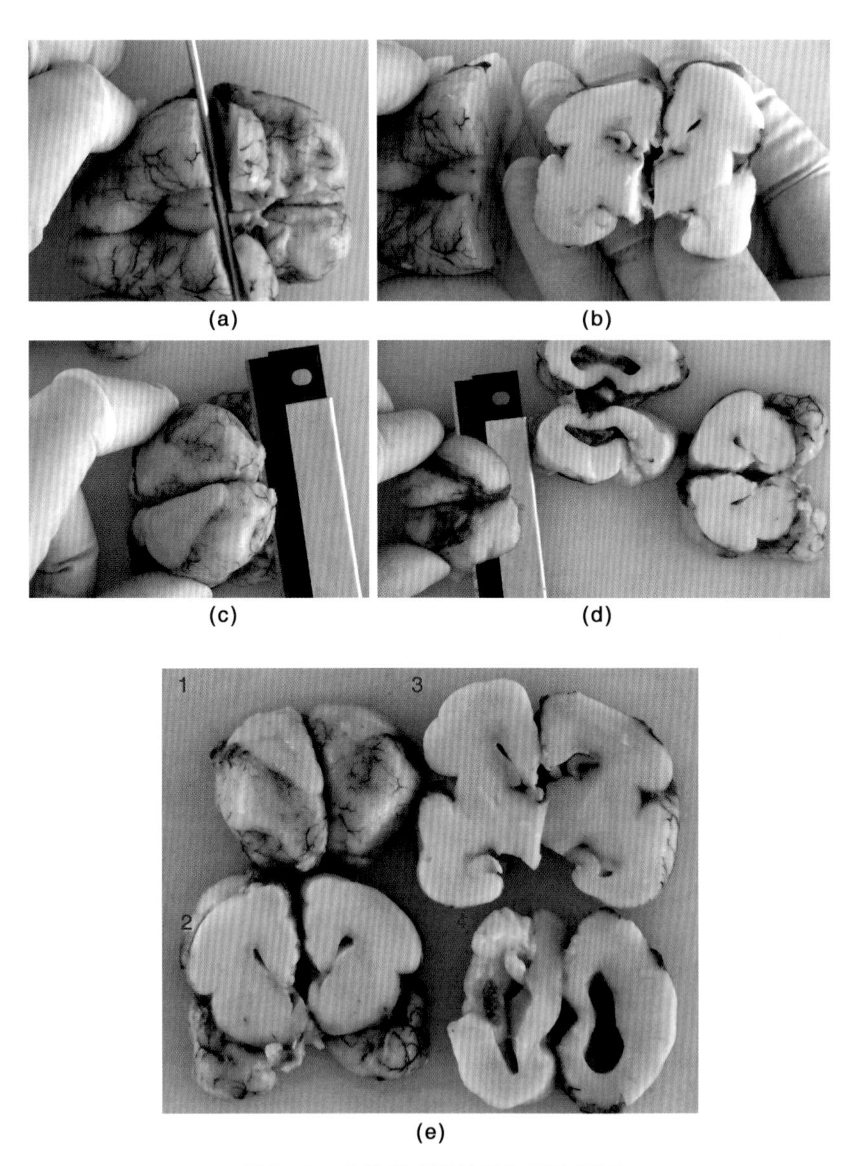

图 3-5 大脑半球的前后各冠状切面

(a) 第一刀沿脑桥中部水平切开;(b) 检查大脑半球的前后部分;(c)和(d)对大脑半球的前半部分和后半部分继续切开观察;(e) 大脑半球冠状面前后切片复合图显示: ① 带有嗅束的额极;② 具有侧脑室和胼胝体喙部的额叶;③ 乳头体水平的大脑半球显示脑室系统、中线结构(胼胝体和透明隔)、神经节隆起、基底节、T 形侧脑裂、海马;④ 侧脑室枕角。

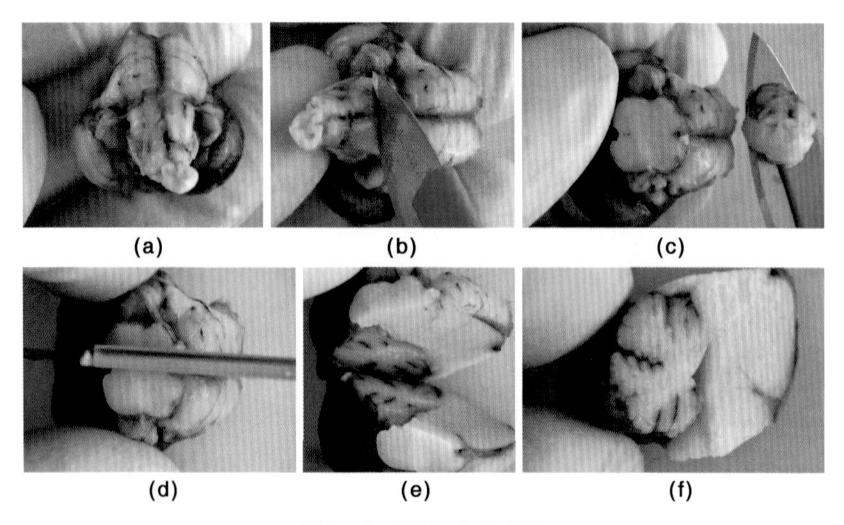

图 3-6　脑干、小脑检查

(a) 脑干和小脑半球的腹侧观显示椎动脉和基底动脉、脑桥、延髓和颈髓；(b) 延髓横断面；(c) 识别锥体束和橄榄核下段；(d~f) 矢状面切开脑干和小脑蚓部。

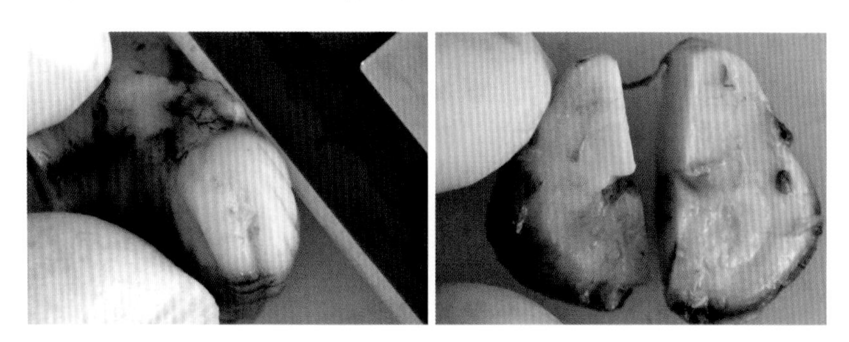

图 3-7　脑干和小脑的轴向切片

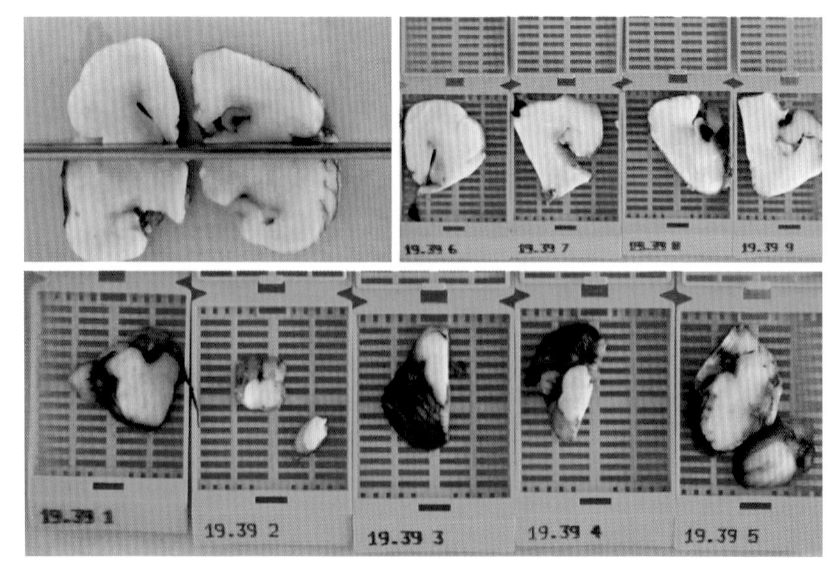

图 3-8　大脑半球、脑干和小脑的分别取材

以组织学检查为目的的取材

对于孕 20 周之前的胎儿，切取小块脑组织进行组织学分析即可。孕 20 周之后的大脑需要广泛取材进行充分的检查。对于大体形态正常的大脑，至少需要沿乳头体或脑桥中部水平冠状切开取材，切片内包括额顶叶、丘脑-海马体和基底节。在下丘和延髓中部之间进行脑干的取材（图 3-6、图 3-7 和图 3-8）。小脑和脑桥一起取材，一半矢状面切开，另一半横向水平切开。在颈椎、下胸和腰椎水平检查脊髓。存在显著病变的区域额外取材。石蜡包埋组织切片厚度为 7~10 μm。在脑自溶的情况下，明显的液化处之外的组织也要取样。脑组织通常都保存得比较完好。

染色

苏木精 & 伊红（H&E）染色是我们的首选常规操作。甲酚紫（CV）是一种极好的核标记物，可用于评估迁移障碍和神经退行性变。根据病变情况选择相应的免疫组化抗体检测。

第二节　如何检查发育中的大脑

费雷赫特·恩查-拉扎维

胎儿大脑检查意味着对妊娠期间神经系统的发育和时机要有很好的认识。妊娠的前半期以神经形成、脑泡分化和皮质形成为主。后半期的特征是大脑皮层的极大扩张，导致大脑半球的生长和脑回的形成。

脑室系统

脑室系统由神经管闭合后的胚胎脑泡腔发育而来，并逐渐变窄。菱脑泡内顶部很薄的空腔形成第四脑室。中脑导水管由中脑腔变窄形成，而中脑腔和端脑腔分别形成第三脑室和侧脑室，通过室间孔（Monro 孔）连通。直到孕 18 周时，大脑半球都是呈囊状外观，囊壁薄、囊腔大。随着发育的进行，脑室逐渐变窄，最终足月时呈缝隙状。然而，生理性侧脑室枕角脑积水一直持续到孕 24 周，并可见于早产婴儿（枕角扩大）。在胎儿大脑透明隔两层薄膜之间分别形成透明隔腔和 Vergae 腔，腔壁上没有室管膜，由纤维成分和大的巨噬细胞组成。透明隔腔和 Vergae 腔在胎儿足月时明显缩小，分娩后闭合。

脉络丛

脉络丛的发育从后往前逐步形成。第一个脉络丛原基形成于受精后 6 周，第四脑室顶部的软脑膜折叠，表面被覆神经上皮。侧脑室原基和第三脑室原基分别出现在受精后 7~8 周。根据脉络丛的形状和上皮细胞的外观，脉络丛的发育分为 4 个阶段。第一阶段（受精后

7~9 周)脉络丛表面被覆假复层神经上皮。第二阶段(受精后 10~16 周),神经丛变成分叶状,在受精后 12 周左右达到最大体积,并填充整个侧脑室,脉络膜上皮呈单层矮柱状。第三阶段(受精后 17~28 周)末期,间质中的疏松间质被疏松结缔组织所取代,这些结缔组织中包含无上皮内衬的囊肿,这些囊肿可以在超声检查中发现,大多在孕 20~24 周自行消退。第四阶段(29 周~足月),内膜上皮呈立方状,血管和结缔组织发育良好。

脑壁

除了小胶质细胞,中枢神经系统的所有神经胶质成分都来自神经上皮细胞,这是一种排列在神经管中的假复层干细胞,也称为放射状胶质细胞。神经母细胞的形成至少需要两轮祖细胞的复制,首先发生在脑室区,然后在脑室下区,分别被称为内祖细胞(inner progenitor cell,IPC)和外祖细胞(outer progenitor cell,OPC)。神经上皮细胞的有丝分裂具有典型的内-外环特征(复制发生在蛛网膜下的顶端区,分裂发生在脑室区的基底部)。受精后 6 周时,大脑半球壁由一层厚的室管膜下生发层或基质组成,顶端通过表面的无细胞区(被称为边缘层或分子层)与软脑膜物质隔开。受精后 7 周时,神经母细胞(向神经元分化的细胞)开始沿着放射状胶质细胞(radial glia,RG)的顶端向外迁移。放射状胶质细胞的突起从脑室区延伸至软脑膜下的基底膜,在那里它们构成了浅表的胶质间充质组织,称为胶质界膜。放射状胶质细胞骨架由波形蛋白阳性的平行纤维构成,其完整性对于由生发层细胞持续增殖产生的迁移神经元(放射状迁移)的向上迁移至关重要。受精后 8 周时,成批的迁移细胞形成浅表细胞密集带或皮质板,与深层生发层之间通过中间区(intermediate zone,IZ)隔开,中间区的细胞呈同心圆和平行排列。除了迁移细胞,中间区还包含第二代祖细胞,称为外祖细胞(outer progenitor cell,OPC)。孕 24~40 周,随着神经元由内向外迁移的完成,皮层板呈现出典型的人类新皮层的水平和柱状分层特征。第一波迁移的神经母细胞形成最深的皮层,而后者构成最浅表的皮层。同时,充满投射纤维和神经束的中间区宽度增加,形成白质。迁移完成后,在脑室周围白质和额叶内可发现迁移细胞岛,这种情况不要误认为是异位。

胎儿皮质

胎儿皮质表现出两种短暂的发育特征。第一种是软脑膜下的一层浅表颗粒层,也就是所谓的 Arnbrün 层,在孕 13~14 周出现,在孕 27~39 周消失。然而,残留的浅表颗粒层可能在足月婴儿的颞叶和眶叶皮层下缘持续存在。第二种为 Cajal – Retzius 细胞(Cajal – Retzius cell,CRC),这是胎儿皮质的特征性细胞,胚胎期出现在分子层,足月时消失。它们被认为是组织皮质细胞由内向外排列的工具。

“疣状形态”是 24 周前胎儿脑皮质中簇状结构,目前认为是没有脑膜固定大脑时发生的伪像。

神经节隆起

在端脑背侧,神经元迁移发生,直到脑室生发层耗尽。同时在端脑的腹侧,紧密堆积的未成熟细胞形成了大量的生发区,称为神经节隆起(ganglionic eminence,GE)。神经节隆起的消耗开始于妊娠的后半段,它们通过 γ –氨基丁酸能的中间神经元滋养胎儿皮质,并构成基底节,足月时消失。

皮质脑回形成

脑沟是判断大脑成熟和畸形的良好标志。孕 10 周的时候可以看见两侧大脑半球间的背侧沟和腹侧沟。它们的存在排除了典型前脑无裂畸形的诊断。原发性脑沟的形成遵循一个不变的时间表。孕 18 周之前,大脑表面都是平滑的。主要的脑沟出现在孕 18~28 周。其中中央沟(Rolando)和距状沟在孕 18 周左右最先出现,然后是顶枕裂。从孕 18 周开始,大脑侧窝开始被覆盖。孕 24~28 周,形成颞上沟(或 T1)。次级脑沟出现在孕 28~37 周,它们的变异比较大。

第三节　如何检查脑发育异常

费雷赫特·恩查-拉扎维

脑发育异常是解剖学和(或)组织学上的先天性变异。它们与神经发育过程的异常有关,是一个初始事件导致了多效性级联的继发性异常。大量的大脑异常是由于染色体和遗传异常造成的畸形。遗传因素通过破坏特定的信号通路干扰神经发育过程。另一方面,信号通路也可能是外源性干扰因素的目标,因此出现了类似的畸形模式(表型)。从定义上讲,继发性畸形不会遗传。然而,遗传因素可是继发性畸形的易感因素。

检查步骤

为了进一步查明神经发育障碍,有必要进行五步检查。

第一步:描述

对大脑异常进行详细的宏观和组织学描述,报告用词应使“非专业人士”都能理解。宏观报告必须包括以下信息:① 中枢神经系统的生长情况;② 大脑半球、脑干和小脑的外部形状;③ 大脑的内部结构。

组织学检查应集中在脑壁(端脑背侧、新皮质)、脑室和脑室下区、中间区和皮质板。检查还应描述中线结构,主要是胼胝体交叉束、透明隔腔和隔膜。在间脑(端脑腹侧)的水平上描述了神经节突起,以及基底核和内囊的前、后肢。在中脑水平,检查上丘、下丘、顶(称为顶盖)以及中脑导水管正上方的下联合器官。接下来应评估脑神经核(Ⅲ动眼神经和Ⅳ滑车)。纵向的皮质脊髓束(CST)从中脑水平延伸至延髓,并在那里形成锥体。脑桥和小脑的矢状面可以看到脑桥以及蚓部的叶状和层状结构。在脑桥中部的横截面上,对比观察脑桥背盖和脑桥基底的发育,并检查脑桥核和投射纤维。在髓质水平,必须检查上橄榄核和第Ⅻ脑神经核(舌下神经),特别是在胎儿运动障碍和下颌发育不全的情况下。在颈髓水平,检查整体结构、纵向神经束以及锥体交叉。此外,评估运动神经元的细胞学和完整性。检查小脑半球的皮质层状结构和深部核团(齿状核和顶状核)。

第二步:聚焦主要病变

大脑畸形对应于发育过程中某一特定阶段的停滞,从而导致后续发育阶段的异常。例如,胼胝体缺损可能是由异常交叉或胼胝体纤维形成缺陷引起的。在第一个病例中发现的异常纤维束(称为Probst束)证实了是由轴突引发的缺陷;而在第二个病例中,皮质畸形可以解释胼胝体纤维的缺乏或减少导致发育不全或发育不良。

第三步:辨认发病机理

例如,在脑积水的情况下,神经病理学评估可能认为畸形是由于神经胶质过度迁移造成的蛛网膜间隙闭塞所致。胶质界膜间的裂隙导致了过度迁移。这些间隙可能是由于大脑受损或发育性基底膜缺陷造成的。

第四步:识别综合征

例如,在胎儿中,与小脑或眼发育不良、脑膜膨出相关的过度迁移导致的脑积水强烈提示COMD(脑-眼-肌肉发育不良)群体中的Walker－Warburg综合征,这是α－肌营养不良蛋白多聚糖症的特征。

第五步:面向遗传学的研究

通过神经病理学研究找出一个明确的致病基因、遗传级联或几个致病事件,可以节省时间和成本。例如,当对一个特定基因或一组基因进行分子研究时,它可能是结论性的。此外,神经病理学的发现可能有助于二代测序得出的病理性变异对中枢神经系统出现的异常病变的解释。

结论

胎儿神经病理检查要求医生非常熟知神经发育过程及其潜在的

分子信号通路。正常的大脑形成是由遗传和表观遗传因素驱动的一系列生物和机制事件造成的。基因突变破坏了这些信号通路，这些通路也是病毒、酒精、高血糖和致畸原等外源性因素的可能靶点，从而出现类似的病变（如前脑无裂畸形、小头畸形）。为了进一步识别先天性神经发育缺陷，可以采用五步程序：

第一步：描述。

第二步：聚焦主要病变。

第三步：辨认发病机理。

第四步：识别综合征。

第五步：面向遗传学的研究。

（彭全洲　译）

第四章
胎　盘

摘　要

评估胎盘生长、结构以及组织病理对于理解胎儿在整个孕期的健康情况有重要作用。某些病例中,这些评估可以提供特异性诊断,指导对母儿的治疗,预测复发风险,并指导后续妊娠的管理。但是,只有选择合适的胎盘送检,提供相关的临床病史,由经过围生病理学培训的专家及时评估,并用全体健康管理团队核心成员均可理解的报告形式书写报告,这些益处才能得以体现。

本章会在最新的病理学原则下,提供不同孕期胎盘检查的理想要点。

第一节 介绍和早期胎儿期胎盘
(早孕期：孕8~12周)

雷蒙德·W.雷德莱恩、桑吉塔·拉维尚卡尔

介绍

胎盘检查是了解妊娠不良结局原因的重要环节。最理想的临床实践建议：无论是自发早产还是医源性早产，只要是37周前分娩，都应将胎盘组织送病理检查。37周后分娩送检胎盘的指征从随意到保守，也是最近两个政策声明的关注点[1,2]。这些指南保证了一个详细以及准确的病理记录，包括孕龄、发育程度、病理类型，这些对接下来的临床处理以及遗传咨询都极具价值。基于病理检查，还可以保证对母亲、胎儿或者胎盘进行合理的进一步检查。

胎盘以及早期妊娠标本最好在娩出后尽快由经过围生病理学专业培训并对此感兴趣的病理医生在固定前检查。虽然即便冻存超过7天的组织也能提供有用信息，尽快处理并报告有助于增加诊断机会。固定后送病理检查并非首选，因为会局限辅助检查的项目。显而易见，给病理医生提供准确及完全的病史至关重要，这些信息包括孕龄、既往孕产史、此次妊娠的重要信息、出生体重、Apgar评分、分娩胎儿/婴儿相关信息以及临床团队希望病理医生解答的问题。

胎盘病理学内涵极其丰富，难以在一个章节中阐述清楚，所以我们仅聚焦在可以解释胎儿畸形和任何时期死胎的胎盘发现上。据估计，多达60%的死胎是胎盘因素导致的，但细致地看待这个数字非常重要。虽然有些胎盘的确有重要缺陷问题导致疾病或者死亡(高级

别病灶),但更多时候表现为不太严重的病灶(低级别)和遗传及环境因素影响的反应。所有的胎盘发现、出现及持续的时间都应该与临床数据整合,从而为每个不良妊娠结局的特别病例提供最贴切的解释。

本章是按照孕期罗列胎盘的表现,但这多少是人为划分,极少有仅局限于某个孕期的组织学改变。出于强调,表 4-1 列出了本章描述各孕期相对常见的特殊病理组织学改变。

表 4-1 预计在不同孕期出现的重要特异性病理改变的相对频率

胎 盘 病 灶	早孕期	中孕期	晚孕早期	晚孕晚期
同质性水肿的无血管绒毛	++	0	0	0
弥漫绒毛间隙出血	++	0	0	0
异形绒毛伴有非整倍体	++	+	+	罕见
慢性绒毛间隙炎	++	+	+	+
慢性边缘剥离(静脉性)	+	++	++	+
胎盘水肿	+	++	++	+
慢性绒毛炎,感染(TORCH)	罕见	++	++	+
胎膜早破	+	++	++	+
大量绒毛膜下血肿	罕见	+	+	罕见
急性绒毛膜羊膜炎	0	+	++	+
母体血管异常灌注	0	罕见	++	+
弥漫性绒毛周围纤维素沉积(MFI)	+	+	++	+
伴有遗传代谢疾病	罕见	+	++	+
单绒毛膜双胎的血管性疾病	罕见	+	++	+
胎儿血管异常灌注	0	罕见	+	++
特发性绒毛炎(VUE)	罕见	罕见	罕见	++
胎儿—间质血管发育异常	0	罕见	+	++
胎儿出血(有核红细胞血症)	0	罕见	+	++
胎粪相关肌坏死症	0	0	0	++

胎儿早期胎盘(早孕期：孕8~12周)

不良结局/临床表现

自然流产(流产)：

- 先兆：阴道流血，无组织物排出。
- 不完全：阴道流血伴组织物排出。
- 完全：孕囊完整排出。

过期流产：

- 空孕囊妊娠：超声或组织学检查未见胚芽。
- 胚胎停育：机体发育严重异常。
- 早期胎儿死亡：胎儿解剖学正常或者异常。

妊娠滋养细胞疾病：

- 完全性葡萄胎：双雄二倍体。
- 部分性葡萄胎：双雄三倍体。
- 滋养细胞增生(不典型)：少见的三倍体，其他。

复发性流产：连续2次或以上的早孕期流产。

大体标本检查方法

早孕期的胎盘通常呈现为一团疏松、黏性、灰白的海绵状组织，往往附着一些薄而透明的膜。绒毛碎片往往朦胧不清，需要从一大堆片状灰白色的蜕膜(一面光滑如镜一面粗糙如毛毯)以及暗红色出血或坏死组织、凝血块(往往占样本中大部分)中“钓”出来。分离血块并用生理盐水漂洗后，用放大镜或者解剖显微镜能够更容易挑出多级分枝状的绒毛，确保送检细胞遗传学检查样本中含有胎儿成分(图4-1a)。偶尔，在胎盘和内膜样组织里可以分辨出胎儿组织碎片、完整的退化胚胎或脐带，这些组织要在大体和镜下仔细检查有无异常。

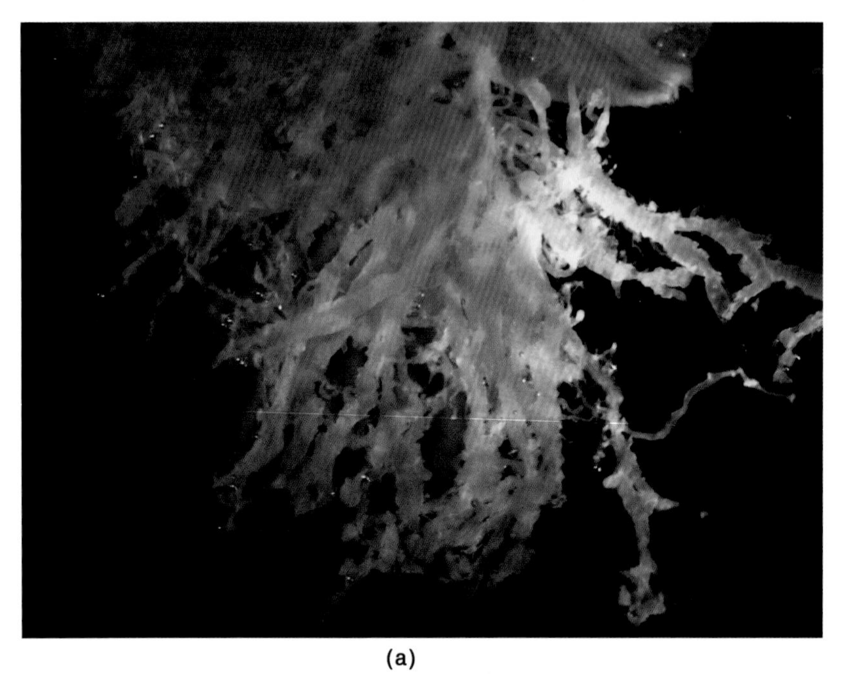

(a)

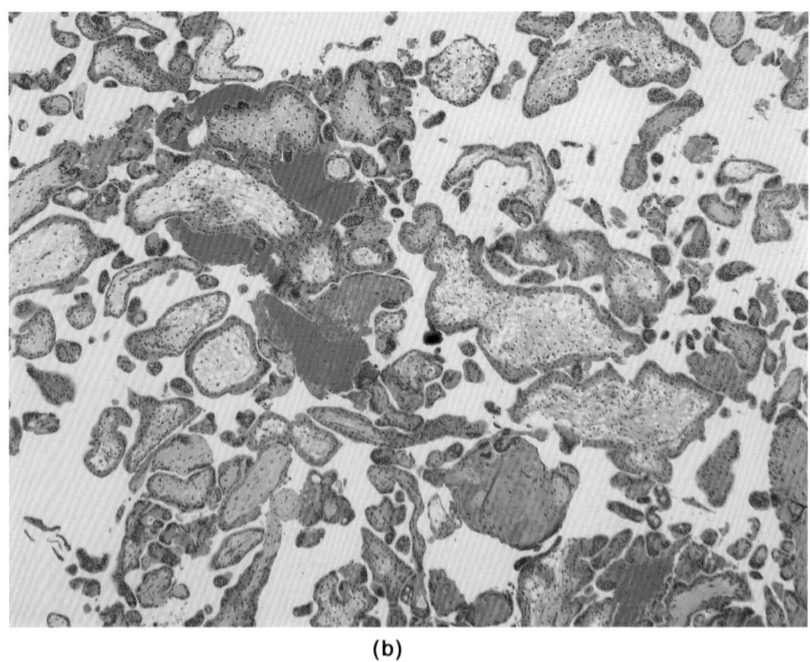

(b)

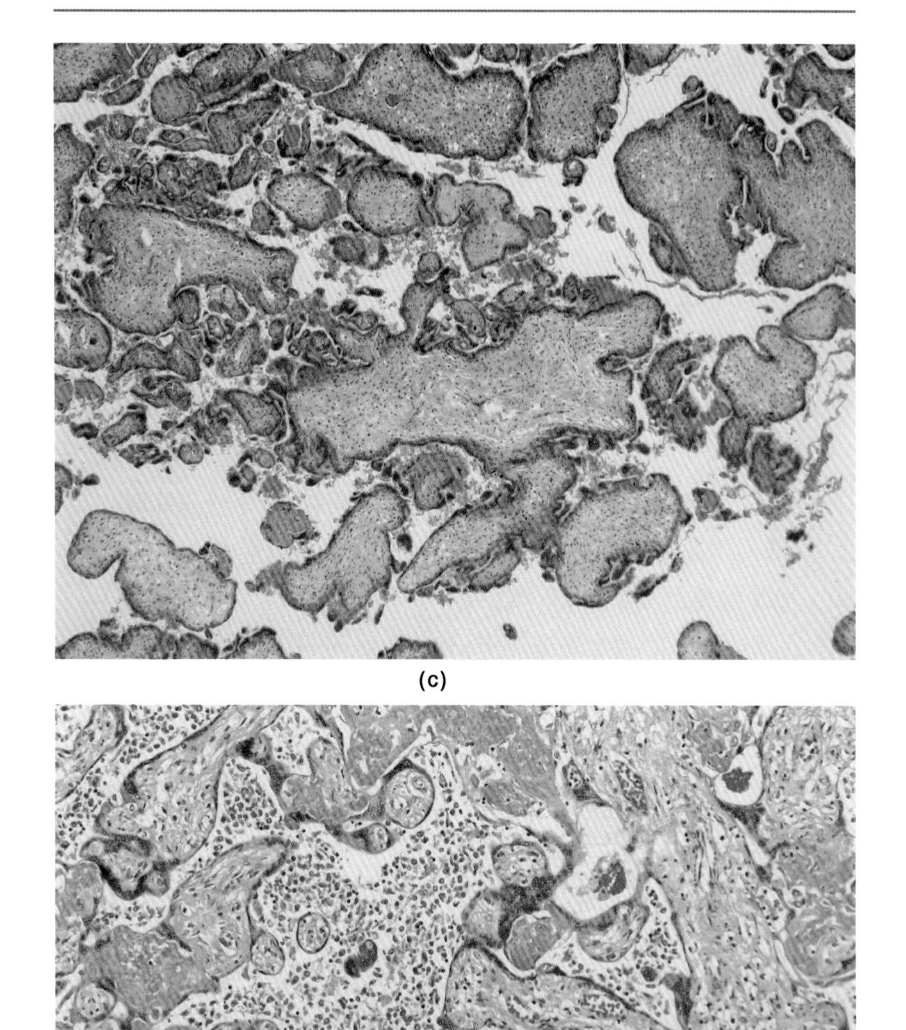

(c)

(d)

图 4－1　早孕胎盘病理

(a) 放大镜下漂浮在生理盐水中的绒毛分支;(b) 早孕期胎盘绒毛呈现非特异性退行性改变;局灶透明化以及血管过少(40×);(c) 异形绒毛的组织学表现,不规则的轮廓、绒毛内包涵体以及绒毛滋养芽提示染色体异常(40×);(d) 组织细胞学的慢性绒毛炎,绒毛正常但绒毛间隙浸润大量母源性单核细胞-巨噬细胞(100×)。

总的来说,样本,尤其是完全或稽留流产的样本,可以分 3 个部分进行评估: 绒毛(所有检查均应留一半样本送检细胞遗传学检查)、蜕膜、混合的组织(包括血块、坏死组织)。大体标本可见最长径线超过 2 mm 的囊样绒毛时,应加做 2~3 个蜡块切片来排除妊娠滋养细胞疾病。没有发现明显绒毛组织的时候,可以整个样本送检,快速诊断以预防临床妊娠并发症,如异位妊娠破裂。如果初次取材的显微镜下没有发现滋养细胞或者绒毛,送检余下全部样本,同时临床医生要意识到此时不能确定宫内妊娠。送检物基本是血块的情况是特例,血块需要被分开辨认有无组织埋在血块中,最多可分成 6 块送检。取更多的样本送检往往没有太大意义,临床医生需要运用临床判断来引导下一步处理。

特殊的重要组织病理学结果

在描述特殊的胎盘表型之前,有必要复习一下退行性绒毛改变,后者不额外提供涉及病理性、染色体或者复发风险的信息(图 4 - 1b)。最早出现的退行性变化是局灶的绒毛上皮细胞核破碎以及母体循环出现胎儿血细胞。接着出现绒毛间质液体聚集,局灶性水肿(水肿样改变)。最后,胎儿死亡很长时间后,绒毛纤维化变性(透明化)伴胎儿血管逐渐消失(少血管或无血管绒毛)。

1. 同质性水肿的无血管绒毛符合空孕囊妊娠的特点

这种结局的特点是早孕期的早中期绒毛膜囊,没有羊膜、卵黄囊、脐带或者胎儿组织,只有均质且无绒毛内毛细血管的水肿绒毛,远端绒毛与近端绒毛形态无差别。以受精的时间做起点,可以把水肿看作滋养细胞持续转运液体而胚胎无法吸收或分泌液体。这种组织病理改变在早期超声上往往表现为没有胚芽。尽管偶尔会因水肿而被超声诊断为葡萄胎,但病理检查则缺乏滋养细胞增生的改变,并且近 50%的样本都有核型异常。

2. 弥漫性绒毛间出血(Breus 胎块)

相对少见,表现为早孕期孕囊、正常绒毛,绒毛多表现为非特异性退行性变、绒毛间弥漫新鲜的出血。发病机制不明,但许多与绒毛外滋养细胞插入螺旋动脉失败有关,导致压力很高的动脉血充盈至脆弱的绒毛间隙,导致绒毛剥离。有些人认为这个和稍晚出现的大量绒毛下血肿是一类疾病。这类疾病的染色体核型往往正常[4]。

3. 变形绒毛提示染色体异常

根据变形绒毛的特点,可以分成两类:周围绒毛增生和异常绒毛结构。非周围(极性)滋养细胞增生的绒毛往往源自靠近细胞滋养层,意义不大[4,7,8]。有一类特殊的非周围滋养细胞增生,即表现为合体细胞滋养层向绒毛间隙丝状凸起,这类增生往往同时有异常绒毛结构,在 X 单体综合征以及其他染色体异常病例中常见。

周围绒毛滋养细胞增生与特殊的染色体异常相关:双雄二倍体(完全性葡萄胎)、双雄三倍体(部分性葡萄胎)[10,11]、7 号三体和 15 号三体(非特异性滋养细胞增生)。如有兴趣深入了解此类病变可以阅读相关文献,本章不做进一步讨论。简而言之,完全性葡萄胎中细胞滋养层和合体滋养层均增生,伴有统一形态的水肿绒毛,但不伴有结构异常。而部分性葡萄胎只有局部片状增生,主要是合体滋养细胞,绒毛呈现两种形态,或大或小伴有结构异常,具体如下文所述。值得注意的是,有些病例可以出现罕见的间质发育不良(随后讨论),包括小范围的完全性葡萄胎滋养细胞增生,反映了双雄受精卵可以出现的两种发育过程。7 号三体和 15 号三体或其他的孕囊表现为滋养细胞增生而没有异常绒毛结构。作为常规,任何有滋养细胞增生的病例都应该至少随访一次母体 HCG 水平,确保回到基线水平。

异常绒毛结构,是指具有以下一个或以上特点:不规则绒毛形态(锯齿状、峡湾状内陷或钝圆的菜花样分支)、绒毛间质滋养细胞包涵体、异常绒毛毛细血管形状、过多滋养细胞芽(图 4－1c)。结构异常且不伴滋养细胞增生是染色体异常的特征性改变,但要注意以下两点:① 局灶或交界性改变是非特异性的,不应报告;② 大多数染色体异常的绒毛并没有形态异常(敏感性低)。

4. 慢性血栓—炎性病病灶

该术语覆盖了一个疾病谱系,部分病灶特点有重叠,包括弥漫性绒毛周围纤维素沉积、慢性组织细胞学的绒毛炎以及慢性蜕膜血管周围炎伴淋巴浆细胞性蜕膜炎。和前文不同的是,这些样本的核型大多正常(高特异性、低敏感性)。重要的是其再发风险高,早孕期复发性流产病例中多见。弥漫性绒毛周围纤维素沉积(母体界面梗死)是早孕期复发性流产的另一重要原因,这与慢性组织细胞性绒毛间隙炎组织学表现类似[12,13]。不过这多发生于妊娠晚期,将在下文中详述。

慢性组织细胞性绒毛间隙炎是指绒毛间隙弥漫性浸润 CD68 阳性单核-巨噬细胞,无明显的淋巴细胞成分,不伴有慢性绒毛炎[14](图 4-1d)。尽管有时也可见于妊娠后期,但其与母体界面梗死不同,常见于早孕期。复发率很高,有些研究称可高达 70%[15]。最近已有用皮质激素和阿司匹林成功治疗小样本患者的报道[16]。

慢性蜕膜血管周围炎伴淋巴浆细胞性蜕膜炎的特点是蜕膜动脉壁肥大伴血管周围慢性炎性改变,即无数浆细胞浸润妊娠内膜(慢性子宫内膜炎)。有些病例中可见小动脉炎。根据本书作者之一雷蒙德・W. 雷德莱恩的经验,该病变最常见于合并亚临床或临床自身免疫疾病的复发性流产病例。

病理报告

对于没有明显胎儿异常的孕早期妊娠样本,本机构的报告常用两个诊断(表 4-2)。一个是描述孕囊发育阶段(早孕期的早中或晚期)、非绒毛组织(包括胎儿保存情况、脐带、卵黄囊、羊膜),最后是绒毛的描述(形态、血管化、有无退行性变)和绒毛间隙(炎症、纤维素沉积、有无大量出血)。另一个是描述妊娠内膜和植入部位,保存良好或坏死、出血、有无炎性细胞浸润。

表 4-2 早孕期胎儿和胎盘病理检查报告范本

妊娠物: 早孕晚期孕囊伴自溶胎儿组织、脐带、融合的羊膜与绒毛膜以及变形的绒毛提示染色体异常。 妊娠内膜和植入位点保存良好。

注:绒毛显示异常形态、滋养细胞包涵体以及异常毛细血管形态。未见双相绒毛(大和小)、绒毛水肿或滋养细胞过度增生,排除部分性葡萄胎的诊断。

参考文献

[1] Langston C, Kaplan C, Macpherson T, et al. Practice guideline for examination of the placenta. Arch Pathol Lab Med, 1997,121: 449-476.

[2] Cox P, Evans C. Tissue pathway for histropathologic examination of the placenta. Royal College of Pathologists: London, 2017.

[3] Kidron D, Bernheim J, Aviram R. Placental findings contributing to fetal death, a study of 120 stillbirths between 23 and 40 weeks gestation. Placenta, 2009, 30: 700-704.

[4] Redline RW, Zaragoza MV, Hassold T. Prevalence of developmental and inflammatory lesions in non-molar first trimester spontaneous abortions. Hum Pathol, 1999, 30: 93-100.

[5] Redline RW. Early pregnancy loss with normal karyotype. In: Redline RW, Boyd TK, Roberts DJ, editors. Placental and gestational pathology. Cambridge: Cambridge University Press, 2018: 9-15.

[6] Shanklin DR, Scott JS. Massive subchorial thrombohaematoma (Breus' mole). Br J Obstet Gynaecol, 1975, 82: 476-487.

[7] Redline RW, Hassold T, Zaragoza MV. Determinants of trophoblast hyperplasia in spontaneous abortions. Mod Pathol, 1998, 11: 762-768.

[8] Redline RW. Early pregnancy loss with abnormal karyotype. In: Redline RW, Boyd TK, Roberts DJ, editors. Placental and gestational pathology. Cambridge: Cambridge University Press, 2018: 16-20.

[9] Banet N, Descipio C, Murphy KM, et al. Characteristics of hydatidiform moles: analysis of a prospective series with p57 immunohistochemistry and molecular genotyping. Mod Pathol, 2014, 27: 238-254.

[10] Hoffner L, Dunn J, Esposito N, et al. P57KIP2 immunostaining and molecular cytogenetics: combined approach aids in diagnosis of morphologically challenging cases with molar phenotype and in detecting androgenetic cell lines in mosaic/chimeric conceptions. Hum Pathol, 2008, 39: 63-72.

[11] Lewis GH, DeScipio C, Murphy KM, et al. Characterization of androgenetic/biparental mosaic/chimeric conceptions, including those with a molar component: morphology, p57 immnohistochemistry, molecular genotyping, and risk of persistent gestational trophoblastic disease. Int J Gynecol Pathol, 2013, 32: 199-214.

[12] Kim EN, Lee JY, Shim J-Y, et al. Clinicopathologic characteristics of miscarriages featuring placental massive perivillous fibrin deposition. Placenta,

2019, 86: 45 - 51. https://doi.org/10.1016/j.placenta.2019.07.006.
[13] Weber MA, Nikkels PG, Hamoen K, et al. Co-occurrence of massive perivillous fibrin deposition and chronic intervillositis: case report. Pediatr Dev Pathol, 2006, 9: 234 - 238.
[14] Doss BJ, Greene MF, Hill J, et al. Massive chronic intervillositis associated with recurrent abortions. Hum Pathol, 1995, 26: 1245 - 1251.
[15] Boyd TK, Redline RW. Chronic histiocytic intervillositis: a placental lesion associated with recurrent reproductive loss. Hum Pathol, 2000, 31: 1389 - 1392.
[16] Mekinian A, Costedoat-Chalumeau N, Masseau A, et al. Chronic histiocytic intervillositis: outcome, associated diseases and treatment in a multicenter prospective study. Autoimmunity, 2015, 48: 40 - 45.

第二节　胎儿有生机前的晚期胎盘（中孕期：孕12～22周）

雷蒙德·W.雷德莱恩、桑吉塔·拉维尚卡尔

不良结局/临床表现

- 早期死胎。
- 晚期流产/有生机前的早产：
  - 阴道流血/早剥
  - 早产胎膜早破
  - 宫颈功能不全
- 医疗指征引产（胎儿畸形或严重母体疾病）。
- 复发性晚期流产。

大体标本检查方法

这个妊娠阶段的大体标本具有极大的异质性，从早期的“全部碎渣”到稍晚孕龄的完整胎儿和胎盘。本节仅讨论胎盘部分，以下几点很重要：除去脐带和胎膜后的胎盘称重并与参考值（表4－3）对比；确定脐带插入情况以及插入点；描述任何囊性、实性或者出血性病灶；注意描述胎盘实质、脐带、胎儿面的颜色及均质性有无异常。总体的取材原则包括胎膜、脐带、胎盘全层以及病灶与正常实质交界处（在下文的晚期样本中详细描述），有些样本送检时呈碎片状。如无特殊，通常胎盘部分取三处送检足矣。

表 4-3 各孕龄胎儿和胎盘重量的平均值及标准差

孕龄(周数)		胎盘重量(g)		胎儿重量(g)
12~12.9	平均值	39		18
N=9	标准差	-42	N=12	-5
13~13.9	平均值	44		28
N=35	标准差	-15	N=41	-6
14~14.9	平均值	52		46
N=54	标准差	-22	N=57	-11
15~15.9	平均值	63		69
N=33	标准差	-17	N=32	-13
16~16.9	平均值	74		99
N=25	标准差	-18	N=25	-12
17~17.9	平均值	81		125
N =20	标准差	-24	N=15	-18
18~18.9	平均值	92		172
N =11	标准差	-17	N=11	-25
19~19.9	平均值	121		229
N=6	标准差	-30	N=6	-43
20~20.9	平均值	116		307
N=4	标准差	-23	N=4	-27

UH Cleveland 医疗中心,2006—2015,未发表数据。

特殊重要的组织病理序列征

1. 急性和(或)慢性胎盘边缘剥离

胎盘中部2/3面积的主要螺旋动脉重塑而静脉引流至胎盘边缘。尽管后来发现前人所描述的静脉窦持续引流并不正确,胎盘边缘处(绒毛和基底板在此处汇合形成胎盘表面胎膜)的蜕膜静脉通常扩张且缺乏周围结缔组织的支撑。这使得此处在蜕膜发生炎症、母体静脉压升高或者胎膜破裂后宫腔压力骤变的时候更容易发生剥离[1]。急性胎盘边缘的剥离是中孕以及晚孕早期妊娠丢失的常见原因,常伴有胎膜破裂和急性绒毛膜羊膜炎。慢性边缘剥离在早孕期常表现为阴道流血和超声下“绒毛膜下出血”[2]。这类早期的绒毛膜下出血可自行缓解，也可能进一步加重。进展时，表现为持续阴道流血和羊水过少（慢性剥离/羊水过少序列征）和一系列胎盘表现，如轮廓状胎膜插入、胎膜绿染（胆绿素）、胎盘边缘机化的血块、弥漫的绒毛膜羊膜含铁血黄素沉着[3-5]（图 4－2a）。弥漫的绒毛膜羊膜含铁血黄素沉着与早产、胎儿生长受限以及一种特殊类型的新生儿肺部疾病（所谓“干型”支气管肺发育不良，即 Mikity－Wilson 病）有关[6]。

2. 胎盘水肿

胎儿水肿最常见的原因是各种原因导致的胎儿充血性心力衰竭，如重度贫血（同种免疫、细小病毒 B19 感染相关、遗传性因素）或胎儿结构异常（动静脉瘘、静脉回流障碍、右位心畸形）[7]。更少见的因素包括低渗透压（肝脏蛋白合成障碍）或者淋巴系统畸形。常见的胎盘大体以及组织学检查可发现胎盘相对孕龄的重量增加、苍白、绒毛水肿、绒毛成熟延迟以及绒毛滋养细胞-间质界面异常（非正常分裂和（或）基底膜钙化）。胎盘在鉴别水肿原因中的意义有限。循环中是否有核红细胞上升有助于判断胎儿贫血原因。偶尔有些病例，可在胎盘发现提示诊断的特异信息，如较大的胎盘血管瘤中发现动静脉瘘、细小病毒 B19 的病毒包涵体以及提示 TORCH 感染或者代谢病改变等。

3. 感染性慢性绒毛炎（TORCH 感染）

特定细菌（梅毒螺旋体）、原虫（弓形虫、克氏锥虫）以及病毒（寨卡病毒和疱疹类病毒，包括巨细胞病毒、水痘病毒、单纯疱疹病毒和 EB 病毒）入血导致感染的典型表现是淋巴组织性炎症，表现在胎盘绒毛上则是慢性绒毛炎[8,9]。这些感染与在发达国家已经消失的风疹、牛痘病毒和天花病毒，首字母一起被统称为“TORCH”：“T”指弓形虫（Toxoplasmosis）；“O”指其他（Other）；“R”指风疹（Rubella）；“C”指巨细胞病毒（CMV）；“H”指单纯疱疹病毒（Herpes simplex）。欧洲和北美最常见的感染是巨细胞病毒感染。特征性的感染性绒毛炎改变很容易与非感染性绒毛炎区分开：弥漫但不同程度受累的绒毛内单核细胞浸润比例高于淋巴细胞，内皮细胞受损伴间质含铁血

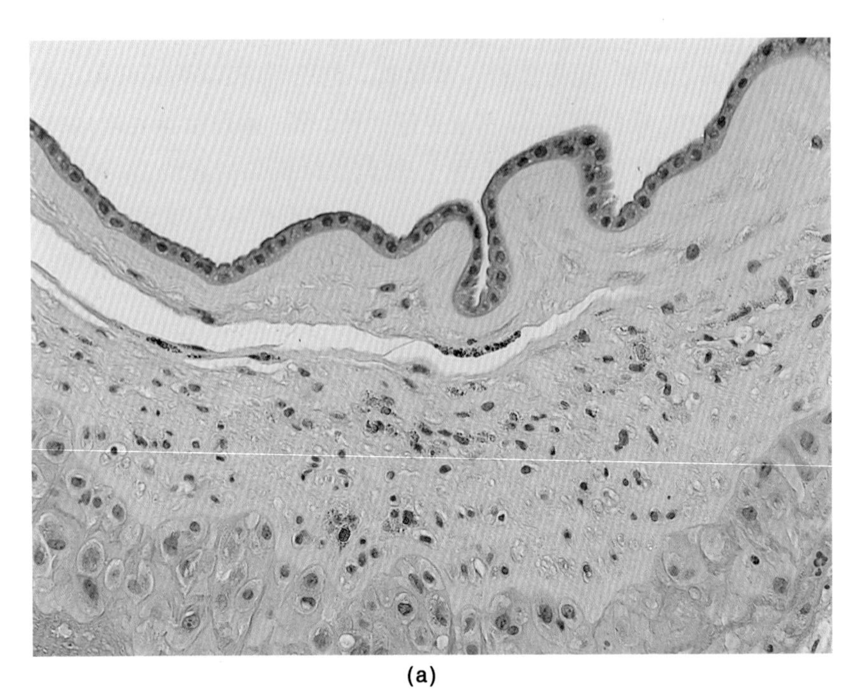

(a)

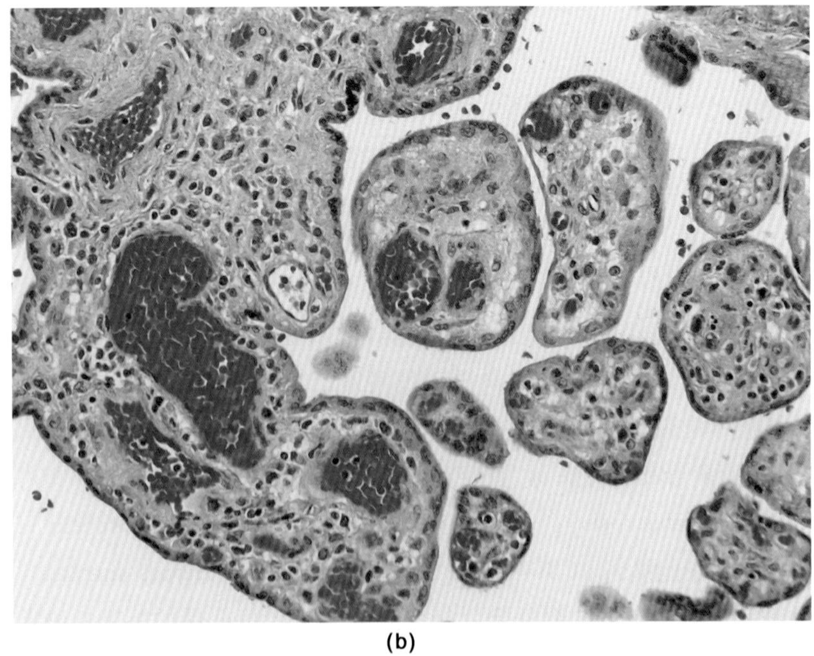

(b)

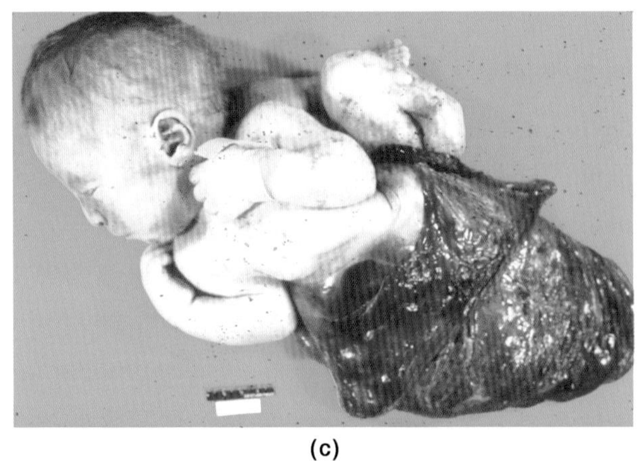

(c)

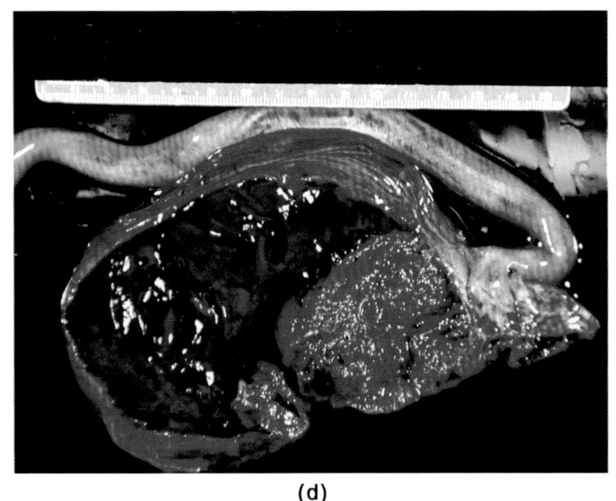

(d)

图 4－2 中孕期胎盘病理

(a) 弥漫性绒毛膜羊膜含铁血黄素沉积症，表现为绒毛膜和羊膜结缔组织中广泛可见黄褐色折光性结晶(200×)；(b) 巨细胞病毒(CMV)绒毛炎，左侧可见绒毛间质浆细胞，右侧为大量 CMV 包涵体(200×)；(c) 羊膜缺陷、粘连和肢体残缺综合征，表现为脐带缺失、羊膜破裂和表现为胎儿躯干前壁与胎盘融合的羊膜粘连；(d) 绒毛膜大血肿表现为绒毛间质大量出血，把绒毛板上抬。

黄素沉着，绒毛间质以及血管内纤维化，钙化，绒毛延迟成熟，有些病例绒毛浆细胞和(或)病毒包涵体(二者通常见于 CMV 感染)(图 4－2b)。绝大多数病例都可以用典型免疫组化以及胎儿感染证据来确诊。妊娠以及胎儿的预后视乎致病病原体有很大差异性，但早孕期流产、胎儿生长受限、死胎以及脏器特异的畸形、变形和发育受阻均可能发生。一般来说,胎盘受累程度与胎儿疾病严重程度平行。

4. 羊膜粘连/早产羊膜破裂

羊膜发育以及完整性的缺陷可导致畸形、变形和发育受阻。最早的表现是羊膜缺陷、粘连和肢体残缺(amniotic deformities, adhesions, and mutilation, ADAM)被看作是继发于体蒂发育异常导致的短脐带、腹壁闭合失败,以及羊膜粘连带把胎盘与发育中的胎儿黏到一起[10,11](图 4－2c)。稍晚孕周时,单纯的羊膜破裂可导致羊膜束带缠绕并截断胎儿身体,或者缠绕缩窄脐带(发育受阻)[12]。诊断上,羊膜破裂的大体表现为绳状的羊膜带链接绒毛板与脐带,组织学上表现为羊膜与绒毛膜分离伴有退行性变和(或)两层膜中有钙化羊膜上皮。最后,羊膜和绒毛可以在没有临产时一起破裂(早产胎膜早破)导致羊水丢失,增加出现羊水过少缺陷综合征(Potter 综合征)和上行性细菌/真菌感染的风险(下文讨论)。羊膜结节的特点是羊膜上皮中整合了成团退行性改变的胎儿鳞状上皮,是一种特异性胎盘病灶,与早产胎膜早破、长时间羊水过少以及致死性肺发育不良相关。

5. 广泛绒毛膜下血肿

将绒毛膜顶起扭曲的绒毛膜下大血肿(图 4－2d)并不常见,但死胎发生率很高[13]。它曾经一度被认为是死胎导致的结果,直到有合并活产的病例报道否定了这个假说。病因学不明,和弥漫性绒毛间出血(Breus 胎块,参照前文)相似,镜下可见绒毛膜下绒毛间血栓、大量绒毛膜下纤维素,但这并不完全。有三个可能的情况:① 因远端绒毛发育不良,相关绒毛支撑力不足导致大量绒毛间空隙,超声下胎盘呈增厚“果冻”状;② 早期胎盘内剥离和近期描述的梗死-血肿相似;③ 因绒毛干破裂伴有胎儿出血和继发的母体血栓导致的出血。

病理报告

中孕期流产组织的病理报告应该分别描述胎儿和胎盘。大多数散发流产病例都与胎盘疾病有关,而胎儿往往除了吸宫导致的胎体离断、死胎以及母体胎盘功能不全导致的生长异常引起的退行性改变之外,没有特殊异常。因此,第一诊断的典型诊断报告主要包括以下几点:离断/完整,自溶/保存良好,(男/女)胎/胎体片段;测量小于/大于/适于____孕龄;未见先天畸形。大多数病例中,胎盘发现作为第二诊断,包括以下几点:明显破碎/(完全/不完全)/(相对小/大)完整中孕期胎盘,重____g(合计)。有任何特殊胎盘诊断的时候,依据重要性次第排列,并附上说明,包含产前病史、胎儿/胎盘的病因学发现、复发风险以及对进一步诊断评价的建议。

表 4－4　中孕期胎儿和胎盘病理检查报告范本

胎儿与胎盘:

－自溶男胎 125 g;重量小于孕 18 周参考值

－没有先天畸形

－中孕期胎盘碎块(不完整胎盘);合计重量:80 g

－广泛绒毛膜下血栓血肿

注:广泛绒毛膜下血肿是一种罕见的特发性胎盘内膨胀性出血,通常导致死胎。复发性风险不详。

参考文献

[1] Harris BA. Peripheral placental separation: a review. Obstet Gynecol Surv, 1988, 43: 577－581.

[2] Tuuli MG, Norman SM, Odibo AO, et al. Perinatal outcomes in women with subchorionic hematoma: a systematic review and meta-analysis. Obstet Gynecol, 2011, 117: 1205－1212.

[3] Elliott JP, Gilpin B, Strong TH Jr, et al. Chronic abruption-oligohydramnios sequence. J Reprod Med, 1998, 43: 418－422.

[4] Naftolin F, Khudr G, Benirschke K, et al. The syndrome of chronic abruptio placentae, hydrorrhea, and circumallate placenta. Am J Obstet Gynecol, 1973, 116: 347－350.

[5] Redline RW, Wilson-Costello D. Chronic peripheral separation of placenta: the significance of diffuse chorioamnionic hemosiderosis. Am J Clin Pathol, 1999, 111: 804－810.

[6] Yoshida S, Kikuchi A, Sunagawa S, et al. Pregnancy complicated by diffuse chorioamniotic hemosiderosis: obstetric features and influence on respiratory diseases of the infant. J Obstet Gynaecol Res, 2007, 33: 788－792.

[7] Machin GA. Hydrops revisited: literature review of 1,414 cases published in

the 1980s. Am J Med Genet, 1989, 34: 366 - 390.

[8] Altshuler G, Russell P. The human placental villitides: a review of chronic intrauterine infection. Curr Top Pathol, 1975, 60: 63 - 112.

[9] Bittencourt AL, Garcia AG. The placenta in hematogenous infections. Pediatr Pathol Mol Med, 2002, 21: 401 - 432.

[10] Yang SS. ADAM sequence and innocent amniotic band: manifestations of early amnion rupture. Am J Med Genet, 1990, 37: 562 - 568.

[11] Opitz JM, Johnson DR, Gilbert - Barness EF. ADAM "sequence" part II: hypothesis and speculation. Am J Med Genet, 2015,167A(3): 478 - 503.

[12] Jacques S, Qureshi F. Early and late amnion rupture/amnion rupture and amnion nodosum. In: Redline RW, Boyd TK, Roberts DJ, editors. Placental and gestational pathology. Cambridge: Cambridge University Press, 2018: 214 - 219.

[13] Shanklin DR, Scott JS. Massive subchorial thrombohaematoma (Breus' mole). Br J Obstet Gynaecol, 1975, 82: 476 - 487.

第三节 早期早产胎盘
（晚孕早期：孕 23~32 周）

雷蒙德·W.雷德莱恩、桑吉塔·拉维尚卡尔

不良结局/临床表现

- 胎儿生长受限(Fetal growth restriction,FGR)。
- 死胎,通常伴有 FGR。
- 自发性早产:
  - 一早产临产
  - 一早产胎膜早破
  - 一阴道流血/胎盘早剥
  - 一宫颈功能不全
  - 一上行性细菌/真菌感染
- 医源性早产:
  - 一胎儿或母体窘迫
  - 一胎儿异常:畸形,遗传/染色体异常
- 双胎输血综合征。
- 复发性早期早产/死产。

大体标本检查方法

单胎胎盘

以下方法适用于所有孕 23 周或之后分娩的胎盘(早期早产/晚期早产/足月产),细节相似,具体如下:检查基底板的完整性,如果不完整,则需要记载入最终的诊断报告,提醒临床医生注意有无病理性

粘连(植入)或胎盘残留。这两个情况都可导致产后出血、继发性不孕以及复发。在正常与撕裂的胎盘实质交界处取材最容易发现植入的病灶。异常的胎盘形状(副胎盘、多叶胎盘、不规则形态或狭长形)都要记录下来,因为异常发育常导致胎儿血管异常走行于胎膜内而增加破裂的风险(血管前置,见下文)。记录脐带异常也很重要,包括边缘插入/帆状插入、分叉、栓系、过度螺旋/过细。因为这些与胎儿血管灌注异常也有密切关系。轮状(非外周性)胎膜插入可能与部分病例的慢性剥离有关。完整检查,并对特殊病例拍照记录异常,脐带切片两个样本,带胎膜卷的胎盘边缘部取两个样本。去除脐带及胎膜,称重胎盘,计算胎儿胎盘比值,对照相应周数的参考值(表4－5)。最后,如切面包片一般连续切开胎盘实质,寻找病灶、囊肿以及出血灶。每个有代表性的病灶取材时,送检要包括病灶以及周围实质。除了脐带和胎膜卷,常规至少送检三个胎盘实质切片,其中一个在脐带插入点取材。

多胎妊娠胎盘

检查双胎或更多胎儿的胎盘方法取决于分隔胎儿的绒毛膜及羊膜的个数。双绒毛膜胎盘,无论分开或融合,均有不透明的三层分隔隔膜。将其分开、各自称重,参照单胎妊娠胎盘分别检查。大体检查包括质量、形状、脐带结构和(或)实质病灶,可能有助于解释一些病例中胎儿发育不一致的现象。

另一方面,单绒毛膜双胎之间要么没有羊膜分隔,要么只有双层透明的羊膜且没有绒毛膜分隔两个羊膜腔。一旦大体检查确定了分隔膜的特性,一个单绒毛膜胎盘就可作为一个胎盘进行测量(质量、长度、宽度、厚度),也可根据绒毛血管分布评估每个胎儿所占的胎盘份额。双胎脐带插入点、脐带插入点与边缘的距离和插入点之间的距离。检查胎盘胎儿面表面的动脉-动脉和静脉-静脉吻合。如果单绒毛膜胎盘完整且没有死胎史,可通过血管灌注来记录深部动脉-静脉吻合。一个快速的方法是选择较细的脐带(通常是双胎输血综合征的供血胎,见下文),然后使用大注射器依次向3~5条粗的绒毛动脉血管(动脉走行在静脉上面)注射空气,在另一胎儿的静脉区域寻

表 4－5　按胎龄划分的胎盘重量和尺寸、出生体重和胎儿胎盘重量比的平均值和标准差

孕龄(周数)		胎盘重量(g)	最大长径(cm)	最小宽径(cm)	长径-宽径差值(cm)	计算平均厚度(cm)		出生体重(g)	胎儿/胎盘重量比值
23～23.9	平均值	157	14.8	11.8	3	1.2		583	4
N=42	标准差	-43	-2.6	-1.6	-2.5	-0.3	N=20	-131	-1.5
24～24.9	平均值	172	14.4	12.1	2.2	1.3		665	4.3
N=51	标准差	-63	-2	-2	-1.9	-0.5	N=24	-86	-1
25～25.9	平均值	181	14.9	12.5	2.4	1.3		764	4.6
N=63	标准差	-71	-2	-1.9	-2.1	-0.4	N=37	-123	-1.2
26～26.9	平均值	194	15.5	13	2.5	1.3		840	4.5
N=56	标准差	-56	-2.5	-1.9	-1.9	-0.3	N=36	-206	-1.3
27～27.9	平均值	202	14.9	3	1.9	1.3		940	4.8
N=45	标准差	-62	-1.8	-2.1	-1.6	-0.3	N=17	-265	-1.1
28～28.9	平均值	246	16.1	13.6	2.5	1.5		1 159	4.9
N=77	标准差	-70	-2.3	1.9	-1.7	-0.4	N=48	-245	-1.3
29～29.9	平均值	248	16	13.6	2.3	1.5		1 336	6.1
N=76	标准差	-80	-2.1	-1.9	-1.6	-0.5	N=40	-505	-3.8
30～30.9	平均值	297	17.1	14.8	2.3	1.6		1 540	5.7
N=106	标准差	-118	-2.6	-2.3	-1.9	-1.2	N=69	-383	-1.7
31～31.9	平均值	286	17	14.6	2.5	1.5		1 595	5.8
N=104	标准差	-74	-2.5	-2.1	-1.8	-0.3	N=67	-370	-1.3
32～32.9	平均值	319	17.5	15.1	2.5	1.5		1 894	6

（续表）

孕龄（周数）		胎盘重量（g）	最大长径（cm）	最小宽径（cm）	长径-宽径差值（cm）	计算平均厚度（cm）		出生体重（g）	胎儿/胎盘重量比值
N=152	标准差	-82	-2.1	-1.8	-1.8	-2.1	N=107	-433	-1.4
33~33.9	平均值	348	17.9	15.4	2.5	1.6		2 033	6.1
N=194	标准差	-95	-2.4	-2	-2	-0.4	N=130	-392	-1.3
34~34.9	平均值	377	18.4	15.8	2.6	1.7		2 232	6
N=335	标准差	-88	-2.4	-2	-2.1	-0.4	N=261	-400	-1
35~35.9	平均值	403	18.6	16	2.6	1.7		2 447	6.3
N=375	标准差	-102	-2.5	-2.1	-2.6	-0.4	N=328	-400	-1.4
36~36.9	平均值	419	19.2	16.4	2.8	1.7		2 687	6.6
N=515	标准差	-106	-0.4	-2.1	-2.6	-0.4	N=465	-462	-1.3
37~37.9	平均值	430	19.2	16.6	2.7	1.8		2 908	6.9
N=552	标准差	-110	-2.7	-2.3	-2.5	-0.4	N=497	-585	-1.4
38~38.9	平均值	434	19.4	16.7	2.8	1.7		3 063	7.3
N=1 053	标准差	-109	-2.5	-2.2	-2.4	-0.5	N=944	-507	-2.4
39~39.9	平均值	460	19.7	17	2.8	1.8		3 219	7.2
N=1 406	标准差	-151	-2.6	-2.1	-2.3	-0.5	N=1 257	-503	-1.6
40~40.9	平均值	481	20	17.3	2.7	1.8		3 405	7.3
N=1 249	标准差	-131	-2.6	-2.2	-2.3	-0.8	N=1 094	-459	-1.2
41~41.9	平均值	495	20.4	17.4	3	1.8		3 508	7.4
N=497	标准差	-109	-2.9	-2.3	-2.9	-0.4	N=450	-463	-3

UH Cleveland 医疗中心，2006—2015，未发表数据。

找有无气泡。如果没有发现血管吻合,则在另一胎胎盘血管做同样操作。更细致的方法如颜料或对比色灌注,多用于研究,不在此处讨论(译者注:颜料灌注后的胎盘无法进行镜下的病理检查)。

三胎或者更多胎数的胎盘可以是双绒毛膜和单绒毛膜的组合。每个关系到分隔胎膜、合适的测量以及灌注情况的描述都要记录。新鲜状态下拍照胎盘胎儿面有助于日后回顾性研究。

特殊重要的组织病理学序列征

1. 急性绒毛膜羊膜炎

胎膜的细菌/真菌感染是早期早产病例中最常见的病理过程,但在妊娠早期和晚期也并不罕见。这些感染绝大多数是由微生物引起的,后者来自阴道原生或定殖于阴道,通过子宫颈上行,穿过胎膜,并在羊水中增殖。这些羊水中的微生物引发母性急性炎症反应,表现在胎膜中的蜕膜小静脉和绒毛间隙的母性血液出现炎性细胞。中性粒细胞浸润绒毛结缔组织(母体Ⅰ期),进而至羊膜(母体Ⅱ期),最后出现羊膜上皮细胞坏死(母体Ⅲ期)[1,2](图 4-3a)。胎儿源性感染伴随的炎症反应通常始于绒毛血管壁和(或)脐静脉(胎儿Ⅰ期),继而累及一条或两条脐动脉(胎儿Ⅱ期),最终浸润至脐带的华通胶,沿着脐带血管弧形分布(胎儿Ⅲ期)。在罕见情况下,微生物可以通过菌血症的形式血源性播散感染胎膜,例如孕妇患严重牙周病时发生的宫内感染[3]。胎儿感染的上皮屏障是有效防御机制,包括双重胎盘炎症反应(急性绒毛膜羊膜炎)和胎儿肺以及胃肠道,可以有效地防止除最有侵袭性的微生物(例如 B 族链球菌、大肠杆菌、李斯特菌等)以外的所有微生物引起的胎儿败血症和死亡。对于妊娠的影响,就是激活了先天的免疫系统,导致子宫收缩和早产。由于免疫系统在母胎界面的适应性下调,会阻止感染的完全消退,这种时刻的分娩触发可能代表着最大程度保障母体和胎儿生存的进化机制。

2. 母体血管灌注不良

成功的人类妊娠关键在于完全分化的绒毛外滋养细胞深度侵入

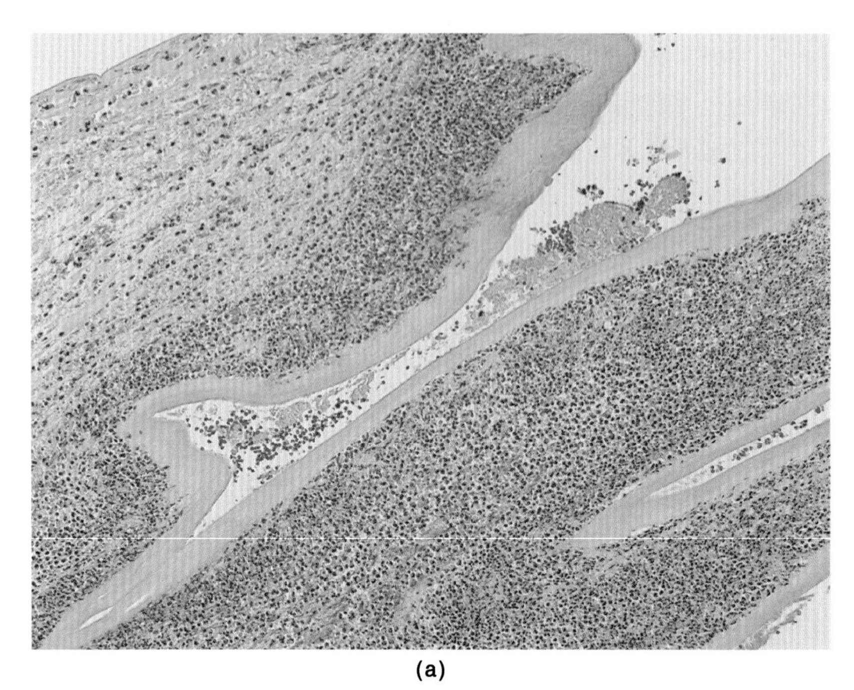

(a)

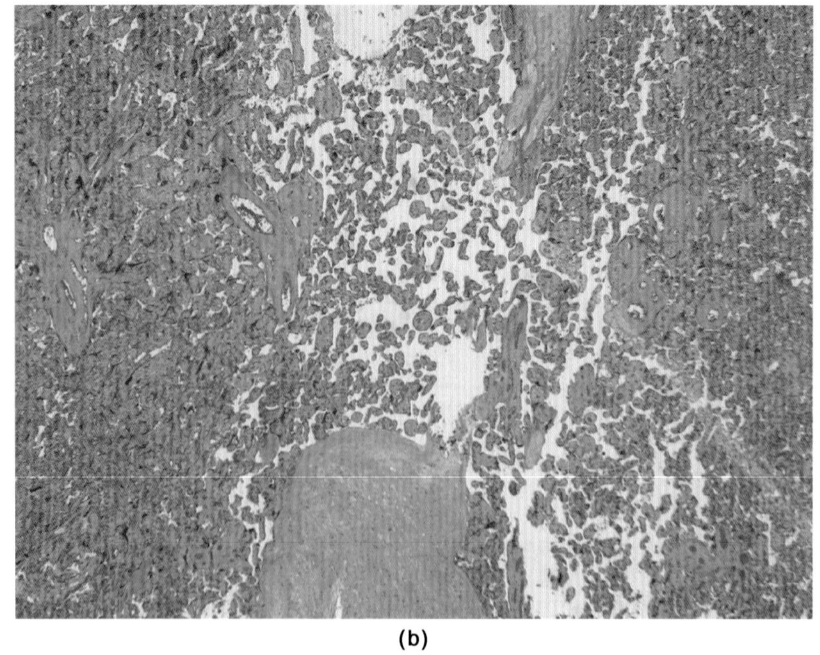

(b)

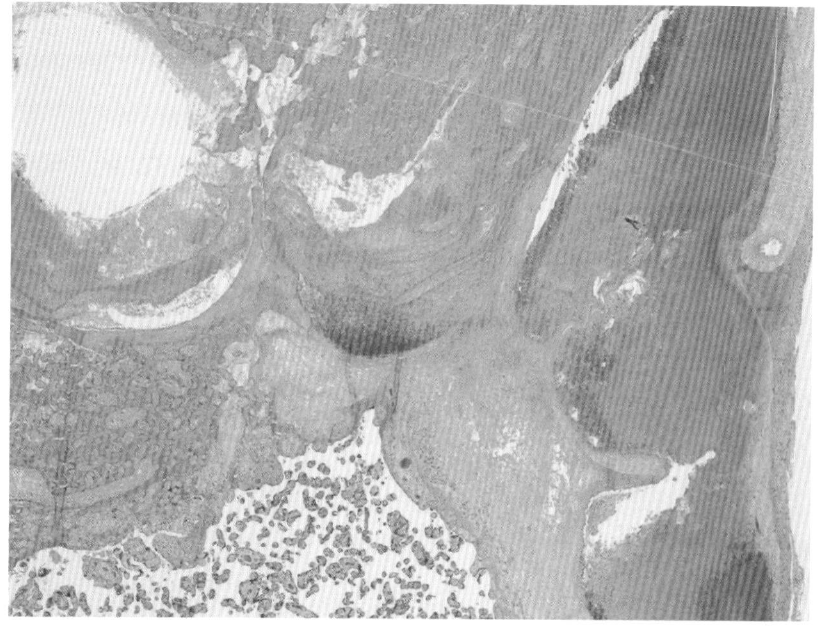

(c)

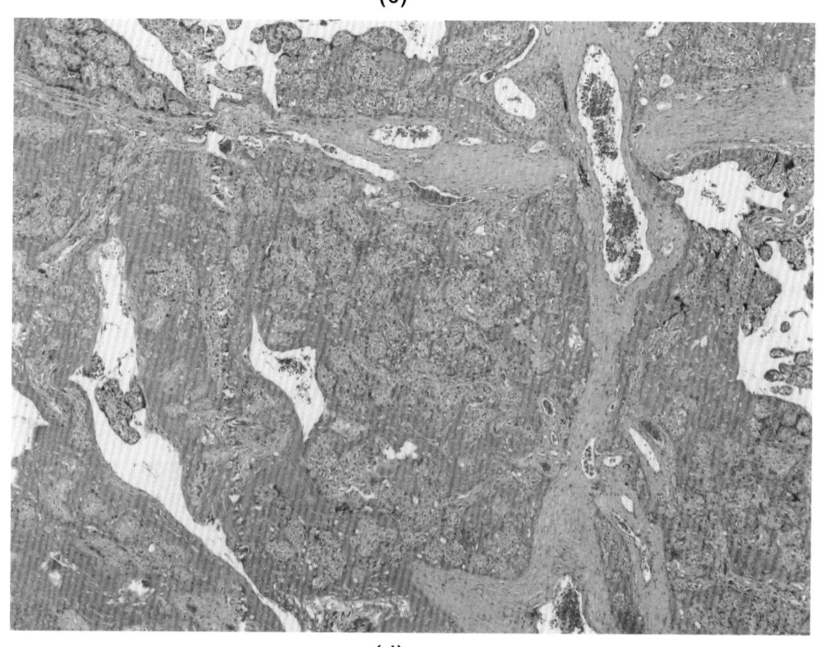

(d)

图 4-3　晚孕早期胎盘病理

(a) 坏死性羊膜炎(母体Ⅲ期),羊膜上皮细胞坏死,大量母源中性粒细胞退行性改变,羊膜基底膜呈亮红色(100×);(b) 继发于母体血管灌注不良的绒毛成熟加速。早产胎盘可见绒毛密集伴合胞结节增多与绒毛稀疏伴局灶性远端绒毛发育不良的区域交替出现(20×);(c) 梗塞性血肿(圆形绒毛间血肿),朝向基底侧,内部出血伴边缘绒毛梗死,认为是继发于螺旋动脉破裂导致的胎盘早剥(20×);(d) 弥漫性绒毛周围纤维素样沉积(母体界面梗死),正常间隔的绒毛被纤维素和纤维素样基质混合物包围,呈蕾丝状分布,至少 25% 的胎盘实质的大部分远端绒毛受到影响(40×)。

蜕膜和子宫肌层内三分之一,并积极重塑母体螺旋动脉的能力。重塑过程包括用纤维蛋白基质替换血管平滑肌和扩张管腔,促进母体血液流入绒毛间隙[4]。导致滋养细胞分化不完全、浅植入和不能充分重塑母体螺旋动脉的病理生理机制复杂,尚不明确,但认为与潜在血管疾病、遗传高危因素以及母胎界面失调有关[5]。母体高危因素包括初产妇、非洲血统、糖尿病、动脉粥样硬化、原发性高血压、肥胖、慢性肾脏疾病和自身免疫疾病。胎盘滋养细胞总体积过大的妊娠(如双胎妊娠、葡萄胎和胎盘过大)也会增加风险。

浅植入与螺旋动脉重塑失败有两个影响晚期妊娠的重要后果[2,6]。首先是母体侧对绒毛间隙血管灌注不良。如果病变是整体的或部分的,会导致胎盘重量下降和绒毛加速成熟,这是由缺氧和氧化应激引起的,组织学特征是绒毛聚集与合体细胞结节增加、绒毛间纤维素沉积和由于绒毛发育不良导致的绒毛凝集与稀疏交替出现(图 4 - 3b)[7]。当病变是节段性和完全性的时候,会导致绒毛梗死和胎盘实质丧失功能性。两种类型的母体血管灌注不良均与妊娠高血压、FGR、自发性早产和医源性早产有关。螺旋动脉异常重塑的第二个重要并发症是由于血管痉挛伴缺血再灌注或纤维蛋白坏死(急性动脉粥样硬化)导致血管壁弱化而引发的破裂。螺旋动脉破裂可导致广泛出血,可发生在胎盘后(胎盘早剥)或胎盘内(梗死-血肿/圆形胎盘内血肿)(图 4 - 3c)。相关不良结局包括严重的胎儿或产妇疾病和死亡。

3. 弥漫性绒毛周围纤维素(样)沉积(母体界面梗死 maternal floor infarction, MFI)

这种特发性胎盘反应的特征是过量的纤维素和纤维素样基质包围了胎盘内下部 2/3 的大部分绒毛(30% ~ 50%)(图 4 - 3d)[8,9]。与“梗死”一词相反,缺血性的改变并不明显。绒毛滋养细胞不是萎缩,而是绒毛彼此疏离,在某些情况下,绒毛外滋养细胞增多。一种假设是这种病变代表各种导致滋养细胞来源细胞外基质过量分泌的严重刺激使绒毛向细胞外滋养层的上皮-间质转化的过程。这些过量分泌的因子包括瘤胎纤连蛋白和Ⅳ型胶原蛋白[10]。这种病变与胎儿长链 3 - 羟基酰基辅酶 a 脱氢酶(LCHAD)缺乏、急速加剧性高血压和早期病毒感染有关,但通常无法解释[11-13]。它可以发生在怀孕的任何阶段,并与妊娠丢失和新生儿发病率的高风险有关。最重要的是复发风险高(在某些系列中高达50%),因此适当的遗传咨询和后续妊娠的密切监测是必要的。此外,死胎中可以观察到复发性MFI与胎儿骨骼异常相关,如股骨缩短和弯曲,可能与某些胎儿软骨发育不良类似。

4. 与遗传代谢疾病一致的发现

大多数常见的遗传代谢疾病没有胎盘表型,提示特殊疾病的病变也不常见。然而,快速识别和沟通发现有助于为患儿提供及时治疗的关键信息。提示性的发现可分为两类[14]。第一类是溶酶体储存病(lysosomal storage disease,LSD)[15]。有五种特殊的LSD与大量黏多糖导致绒毛和绒毛外滋养细胞、羊膜上皮和绒毛霍氏鲍尔细胞的弥漫性空泡化,分别是:半乳糖唾液酸增多症、唾液酸增多症、婴儿唾液酸储存障碍、细胞疾病和GM-1神经节苷酶缺乏。沃尔曼病(Wolman disease)显示类似的空泡化,但是由于细胞内脂质所致。Ⅳ型糖原储存病显示仅局限于细胞外滋养细胞内的葡聚糖包涵体[16]。虽然一些其他类型的LSD中的霍夫鲍尔细胞可能通过电子显微镜显示特定的诊断结果,但在光镜下与正常无二[17];第二类是胎儿巴特综合征(fetal Bartter syndrome)[18]。这种情况下的胎盘表现为斑片状-弥漫性绒毛状滋养细胞基底膜钙化,且无诱发临床症状(水肿、死胎或非整倍体)或其他相关病理病变(母胎血管灌注不良)。虽然没有LSD的特异性,但这种钙化模式可能是羊水过多和胎儿电解质异常情况下肾功能不全的重要病因学线索。

5. 单绒毛膜双胎胎儿血管并发症

在过去20年里,对单绒毛膜双胎胎盘血管吻合的解剖学基础与临床结局的关系已经有了长足的进展[19,20]。典型的疾病,慢性双胎输血综合征(twin transfusion syndrome,TTS),主要是由深部动-静脉吻合引起,通常与胎盘表面缺乏用来平衡的动-动脉吻合有关。现在,慢性TTS一词仅限于极早期的胎儿生长不一致,伴有供血儿严重羊水过少和受血儿羊水过多的相关病例。这种不平衡会因供血儿在解剖学上被挤向子宫的一侧而加重,进一步损害其灌注(所谓的"贴附儿”)。如果不对致病性的吻合血管进行激光电凝,大多数这类病例将导致双胎死亡或其他严重的不良后果。第二种疾病,即双胎贫血红细胞增多症(TAPS),发生在怀孕后期,由于血管吻合不平衡导致一个双胞胎突然地向另一个输血。TAPS 和 TTS 一样,通常由小的动-静脉吻合引起,其特征是脐带直径不等、受血者绒毛水肿以及两对双胞胎循环中胎儿有核红细胞增加。一个重要的 TAPS 亚型是双胞胎中的一个在子宫内死亡后发生的突然循环转变,导致幸存者出现低血压和严重的中枢神经系统损伤。第三种疾病,双胎反向动脉灌注(twin reversed arterial perfusion,TRAP),可发生在单绒毛膜双胎紧密相连的脐带之间有单一大动脉-动脉吻合。早期灌注压力失衡,有时由于先天性畸形,导致脐动脉和髂动脉持续逆流,引发上半身包括受累的心血管系统逐渐退化,被称为“无心胎”。

病理报告

单胎妊娠的胎盘:我们的理念是保持报告尽可能的简短清晰,同时使用一致的、精确的术语,让我们获取详细信息,便于日后临床研究,比如相对成熟程度、相对于孕龄的大小、重要病理序列的分级和分期的,和其他重要诊断依据。胎盘不是肿瘤,后者的许多具体的细节和测量对临床治疗至关重要,因此不采用概要报告。同样,它也不是尸检,后者必须称重记录许多不同脏器数据,所以我们不会例行地写冗长繁杂的评论。相反,我们要界定需解决的具体临床问题,迅速而简洁地报告结果,并在必要时与临床同事进行追踪,以指导对每个病例的解释和管理。具体来说,病理报告的结构如表 4-6 所示。第一行传达以下信息:完整或散碎,胎盘重量以及相对孕龄偏小或过大(小于相应孕龄重量的第 10 百分位数或大于第 90 百分位数),颜色异常(如棕色、绿色、黄色),和独立于实际孕龄、观察到的绒毛成熟分级(类别:不成熟——典型的 23~32 周绒毛,稍微不成熟——典型的 32~37 周绒毛,和成熟——典型的 38~41 周绒毛)。随后列出主要的病理发现,包括恰当的分级、分期和个别的依据。如果有必要,对任何不太影响结果的“额外”发现可以补充描述。

表 4-6　晚孕期单胎妊娠胎盘病理检查报告范本

胎盘：

－相对较小，成熟胎盘（340 g，低于 37 周的第 10 百分位数）
－慢性绒毛炎，高级别，弥漫性，伴干血管闭塞和广泛的无血管绒毛
－循环中胎儿有核红细胞增多

注：高级别慢性绒毛炎伴血管闭塞性改变与新生儿脑病相关，如本例所见。在没有出血的情况下，循环中胎儿有核红细胞增多与持续缺氧至少 6～12 小时是一致的。复发风险估计在 20%～50%。

多胎妊娠的胎盘：多胎妊娠的胎盘病理报告与以上描述的单胎胎盘大体相同。报告的其他具体方面如表 4-7 所示。双绒毛膜双胎被描述为胎盘分离或融合，记录分离后胎盘单独的称重，并记录其与相应孕龄胎盘重量的百分位数，与第 10 百分位到第 90 百分位区间（上下限）的偏差。单绒毛膜双胎胎盘不可分割，但要记录绒毛膜板上的血管区域的百分比情况。与单胎不同的是，我们对多胎妊娠胎盘的报告总是附有记录。已经解释过所观察到的绒毛膜性与合子性的关系（即，“合子性不能在双绒毛膜双胞胎中评估”和“单绒毛膜双胞胎几乎都是单合子的”）。要格外注意未指明胎盘对应胎儿来源或病理改变提示标记可能有误的报告（例如，仅双胞胎之一有绒毛膜羊膜炎）。最后，讨论任何可能导致明显的胎儿生长不一致（>25%）的胎盘因素，如血管吻合、边缘脐带插入、局部组织病理学异常。

表 4-7　晚孕期多胎妊娠胎盘病理检查报告范本

双胎胎盘：

－相对较小，未成熟的单绒毛膜双胎（310 g；低于 28 周的第 10 百分位数）
－不一致的特征：脐带直径减小；胎盘 A 苍白，胎盘实质份额减少
－双胎 A 向 B 的深动静脉吻合
－表面动脉-动脉吻合稀少

注：胎盘特征均符合以 A 为供血儿，B 为受血儿的双胎输血综合征的临床诊断。单绒毛膜双胎胎盘几乎都是单合子的。

参考文献

[1] Redline RW, Faye-Petersen O, Heller D, et al. Amniotic infection syndrome: nosology and reproducibility of placental reaction patterns. Pediatr Dev Pathol, 2003, 6: 435 - 448.

[2] Khong TY, Mooney EE, Ariel I, et al. Sampling and definitions of placental lesions: Amsterdam Placental Workshop Group Consensus Statement. Arch Pathol Lab Med, 2016, 140: 698 - 713.

[3] Han YW, Fardini Y, Chen C, et al. Term stillbirth caused by oral Fusobacterium nucleatum. Obstet Gynecol, 2010, 115: 442 - 445.

[4] Brosens I, Pijnenborg R, Vercruysse L, et al. The "Great Obstetrical Syndromes" are associated with disorders of deep placentation. Am J Obstet Gynecol, 2010, 204: 193 - 201.

[5] Lain KY, Roberts JM. Contemporary concepts of the pathogenesis and management of preeclampsia. JAMA, 2002, 287: 3183 - 3186.

[6] Redline RW, Boyd T, Campbell V, et al. Maternal vascular underperfusion: nosology and reproducibility of placental reaction patterns. Pediatr Dev Pathol, 2004, 7: 237 - 249.

[7] Cindrova-Davies T, Fogarty NME, Jones CJP, et al. Evidence of oxidative stress-induced senescence in mature, post-mature and pathological human placentas. Placenta, 2018, 68: 15 - 22.

[8] Andres RL, Kuyper W, Resnik R, et al. The association of maternal floor infarction of the placenta with adverse perinatal outcome. Am J Obstet Gynecol, 1990, 163: 935 - 938.

[9] Katzman PJ, Genest DR. Maternal floor infarction and massive perivillous fibrin deposition: histological definitions, association with intrauterine fetal growth restriction, and risk of recurrence. Pediatr Dev Pathol, 2002, 5: 159 - 164.

第四节 晚期早产/足月胎盘
（晚孕晚期：孕 32~42 周）

雷蒙德·W.雷德莱恩、桑吉塔·拉维尚卡尔

不良结果/临床表现

- 缺氧缺血脑病/新生儿脑病。
- 死产(IUFD)。
- 产时死亡。
- 胎儿生长受限(FGR)。
- 胎儿异常。
- 复发性妊娠晚期流产。

胎盘大体检查

对于 23 周后分娩的胎盘的一般处理方法已经在上一节中介绍过了,这里只会提到与晚期早产儿和足月胎盘不良结果相关的几个重点病变。第一,识别有无提示脐带导致胎儿胎盘血流中断的高危因素,包括异常的脐带插入(见下文)、因缠结或脱垂而导致的变形、脐带过长、过度螺旋和脐带真结。第二,记录胎膜和绒毛膜板甚至脐带表面是否绿染。通常是由于胎粪污染,出现这种情况应该马上对胎粪暴露时间进行组织学评估。最后,胎盘实质过度苍白和(或)水肿可伴有大量胎母出血,伴有或不伴有胎儿水肿。

重要的组织病理学改变

1. 胎儿血管灌注不良/脐带事故

胎儿胎盘血流受损是妊娠后期死产和胎儿脑损伤最常见的原因[1,2]。由于长时间的完全脐带闭塞(如急性脐带脱垂)导致血流突然完全停止是一种罕见的前哨事件,如果不能立即缓解,可导致胎儿死亡。幸存者通常没有远期后遗症或在新生儿早期死亡,尽管少数有不可逆的神经损伤。脐带血管部分性长时间受压或间歇性完全阻塞(亚急性和(或)慢性)更常见,可以导致胎盘内胎儿血管血流淤滞,在某些情况下,可以引起胎儿血栓栓塞性疾病[3]。引起脐带血流减少的异常情况包括:① 出现在脐带和胎盘连接处的原发异常,比如脐血管附着于膜上,插入胎盘部位缺乏华通胶引起脐带分叉,或者脐带被绒毛膜板上形成的紧密的羊膜褶栓系;② 继发的异常如过度螺旋、脐带真结、狭窄,以及脐带过长导致阻力增加;③ 外源性缠结,如脐带环绕在胎儿颈部或身体(如颈部脐带紧绷),或破膜时间过长引起的亚急性脐带脱垂。其他影响因素包括胎儿心功能不全、红细胞增多、高凝血症和血小板疾病。

胎儿胎盘血流的显著异常导致的一系列变化,统称为胎儿血管灌注不良,从各个水平影响胎儿胎盘循环[4]。胎儿静脉压力的增加和血流淤滞可导致血栓形成,管腔扩张,以及绒毛膜板和绒毛干的大血管壁内纤维蛋白沉积。中等大小的血管可能收缩并形成桥接纤维化,最终导致管腔闭塞。然而,绒毛干远端退行性改变是胎儿血管灌注不良最可靠的指标。早期病变包括内皮细胞和间质细胞坏死伴胎儿红细胞外溢(绒毛间质血管破裂)。在晚期的病变中,绒毛毛细血管消失,间质纤维化,连续的簇状玻璃样变的无血管绒毛。无血栓形成的脐带受压时表现为散在的绒毛小病灶分布(每处少于 5 个点),而绒毛干血管血栓形成则导致节段性灌注不良,受影响的绒毛病变面积更大(图 4-4a)。胎儿血管灌注不良的最极端的例子是胎儿死后完全的循环停滞,随后结局往往是死产。这些在所有死胎中可见

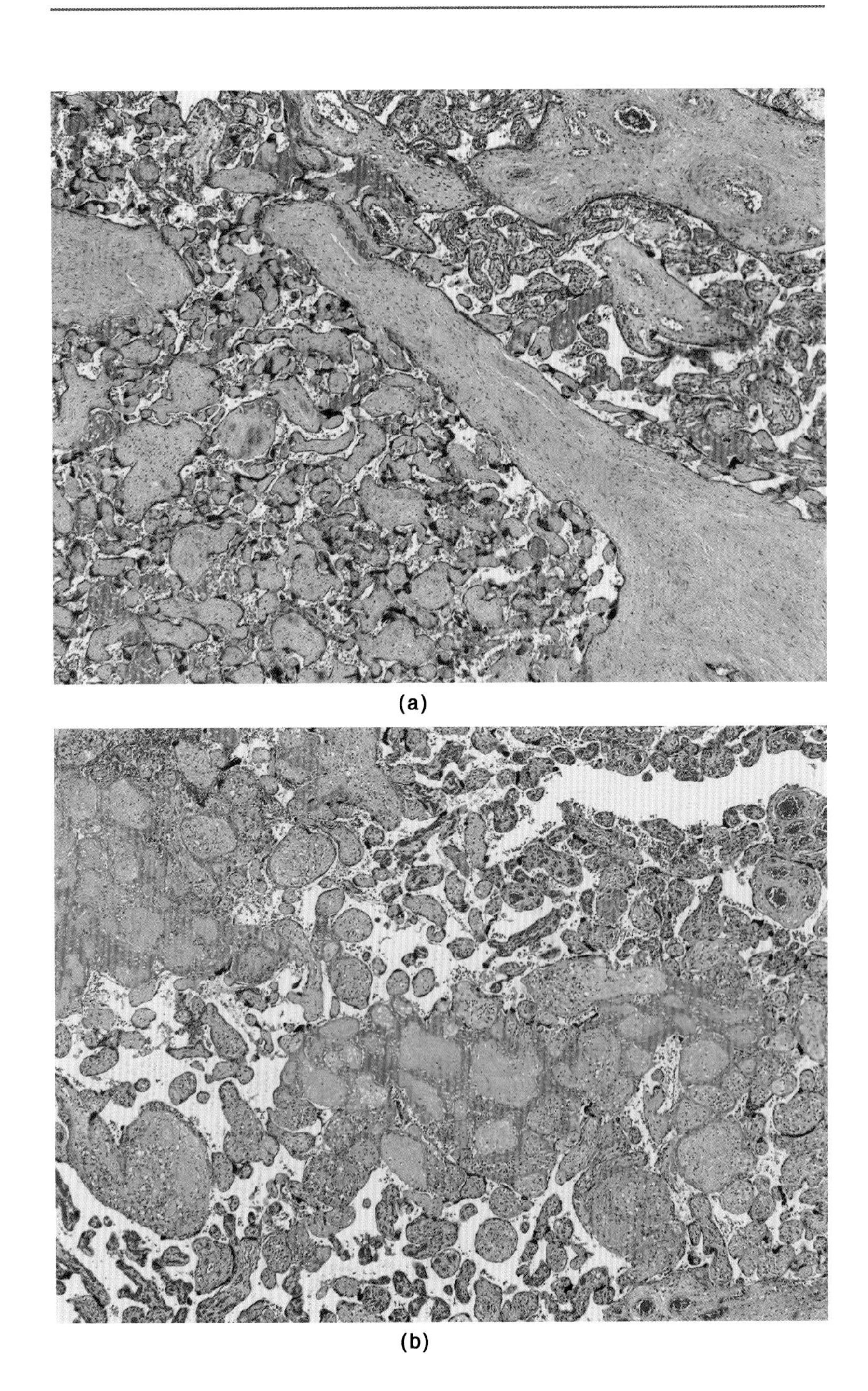

(a)

(b)

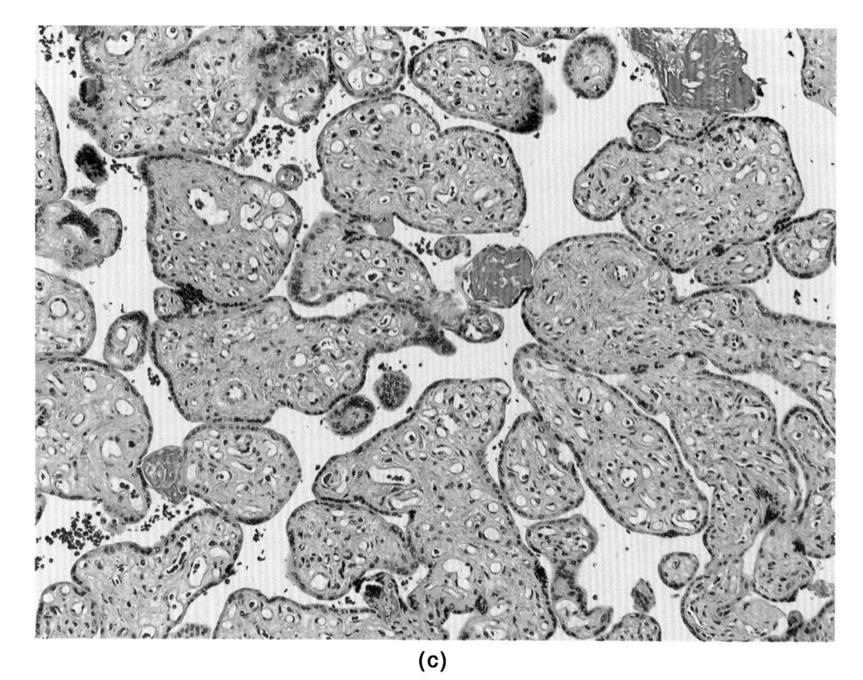

(c)

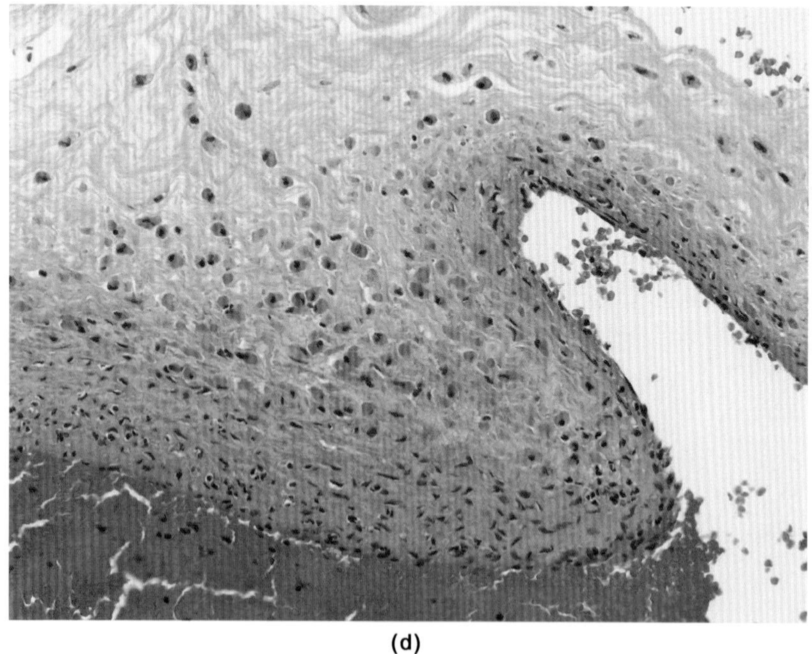

(d)

图 4-4　晚孕晚期胎盘病理

(a) 胎儿血管灌注不良,节段型,大量相邻的透明样变无血管绒毛,提示上游的血栓形成(40×);(b) 弥漫性高度慢性绒毛炎(VUE),多发相邻绒毛伴淋巴细胞浸润,至少占总绒毛的10%,并伴有大量无血管绒毛以及绒毛周围纤维蛋白沉积(40×);(c)绒毛成熟延迟,终末绒毛扩大,间质结缔组织增加,中央毛细血管众多,绒毛滋养细胞层增厚,缺乏血管合胞膜(100×);(d)胎粪相关的肌坏死,血管周围平滑肌细胞呈圆形,彼此不紧密黏附,核固缩,胞浆透明明亮嗜酸性(200×)。

的非特异性弥漫性变化必须与可能导致死亡的特异性片状胎儿血管变化区分开来。这时的确诊需要确定大血管病变(血栓、血管壁内纤维蛋白、静脉扩张)和(或)明显的绒毛节段性退变(局灶性透明化无血管绒毛)。虽然遗传性血栓性突变、血小板疾病或抗磷脂抗体综合征等复发性因素可能在罕见的病例中起作用,但是大多数胎儿血管灌注不良反映的是脐带意外,不太可能在以后的怀孕中复发。

2. 慢性绒毛膜炎,非感染性("不明原因绒毛膜炎",villitis of unknown etiology,VUE)

绒毛间质内的慢性炎症是TORCH感染和所谓的"不明原因绒毛膜炎"的共同特征。与上文讨论的TORCH感染不同,不明原因绒毛膜炎(VUE)是一种局限性的、T细胞为主导的炎症过程,几乎只影响足月或晚期早产胎盘[5,6]。然而,在VUE病例中不能完全排除感染,没有母体或胎儿的感染症状或体征,缺乏B淋巴细胞和浆细胞,母体源性的T淋巴细胞浸润,提示同种异体排斥反应的特异性的母体血清细胞因子和绒毛RNA表达谱,以及高复发率,所有这些均存在同种异体母体抗胎儿免疫反应,母体T淋巴细胞对绒毛间质中胎儿细胞表达的抗原产生反应[7,8]。为了保护胎儿免受排斥,胚胎进化出了多种层次的保护,包括滋养层上MHC抗原的缺失,局部T调控细胞的存在,以及无效的局部抗原呈递[9]。如果这些防御系统存在潜在的缺口,母亲的免疫细胞则通过绒毛滋养细胞屏障的局灶性侵入未保护的胎儿组织。VUE被认为是母体和胎儿细胞共同作用的结果。

慢性绒毛炎(VUE)通常是低度(每个病灶少于10个受累绒毛)或片状高度(每个病灶大于10个受累绒毛)[10]。其他组织学特征包括超过10%的绒毛(弥漫性VUE)受累、广泛的绒毛周围纤维蛋白、大片的间质无血管绒毛、闭塞性绒毛干血管病变,这些均会显著增加FGR、中枢神经系统损伤和死产的风险(图4-4b)。慢性绒毛炎/VUE的复发率高(20%~33%),因此下次妊娠时需密切早期监测。

3. 胎儿间质血管异常

妊娠后期绒毛结构的适应性或发育性异常提示可能存在遗传、表观遗传或代谢异常。大多数并非胎儿损伤的主要原因,但它们可能与胎盘效率降低有关,并可作为影响妊娠的环境应激源的生物标记物。

绒毛延迟成熟,有时被称为"成熟缺陷"或"远端绒毛不成熟",其特点是呈现出典型的早期早产胎盘的绒毛结构,包括基质增加、更多的中央胎儿毛细血管、过度增厚的绒毛滋养层细胞以及血管合体细胞膜的缺乏[10-12](图4-4c)。这些特征在伴有胎盘肿大的糖尿病妊娠中最常见,在这种情况下可能反映了由于绒毛持续生长而缺乏终末分化。但也可出现在伴有足月特发性IUFD、FGR、胎儿血管灌注不良以及已缓解的胎儿水肿的小胎盘,因此也可能与其他因素有关。

绒毛状毛细血管病变可分为三类:绒毛血管增生、胎盘绒毛血管瘤和多灶性绒毛血管瘤病[13-15]。所有这些都与母体氧压降低和潜在的母体血管灌注不良有关[16]。病因包括高海拔、吸烟、贫血、严重的空气污染、多胎妊娠和一些子痫前期病例。绒毛血管增生局限于远端绒毛,在胎盘的数个不同位置的十个以上相邻的绒毛中,每个绒毛有超过十个毛细血管横截面。这种病变常伴有其他慢性绒毛病变,如VUE、绒毛延迟成熟和胎儿血管灌注不良。胎盘绒毛血管瘤是一种位于大绒毛干内的结节状瘤样水肿肿块,由增生的毛细血管和明显的外周细胞组成。大的绒毛血管瘤可能与FGR、胎儿水肿和弥散性血管内凝血相关[17]。有种罕见的、以大量的绒毛血管瘤(多发性绒毛血管瘤综合征)为特征的病变与复发性死产有关,可能是遗传性的因素导致[18]。多灶性绒毛血管瘤病是一种更广泛分布的吻合毛细血管增生,在中间绒毛中围绕着大的肌性血管。广泛的多灶性绒毛血管瘤病与胎儿畸形、特发性FGR和Beckwith - Wiedemann综合征有关。

间质发育不良是一种罕见的发育综合征,其特征为节段性血管畸形、绒毛间质过度生长、绒毛增大水肿[19,20],与FGR和死产[21]密切相关。虽然在妊娠早期偶尔会发现,但最常见的是在分娩或妊娠晚期超声诊断为部分性囊性胎盘。大多数病例为孤雄细胞系的嵌合体(类似于完全性葡萄胎),因为保留了滋养细胞谱系,所以不会引起妊娠滋养细胞疾病(孤雄双亲嵌合体,androgenetic biparental mosaic chimerism,ABMC)[22]。部分病例与 Beckwith - Wiedemann 综合征相关[23]。

4. 胎儿出血

胎儿出血可分为两个亚群;胎儿大血管急性破裂出血和大量胎母输血[24,25]。

大血管出血通常发生在分娩过程中结构异常的胎盘,并累及未受保护的胎儿脐带血管(如帆状插入胎膜部)或绒毛膜板(连接胎盘和附属叶的血管)。当这些血管覆盖宫颈口时,就可以诊断为前置血管破裂。其他导致大血管出血的产前原因包括完全性前置胎盘破裂、侵入性手术的医源性并发症如脐带穿刺术,以及长期暴露于胎便或胃酸(胎儿幽门狭窄)导致的脐带溃疡[26,27]。

大量胎母输血(FMH)是一种最严重的情况:终末绒毛局灶性破裂伴少量胎儿血液丢失,暴露的胎儿胶原蛋白触发母体凝血过程而迅速止血。这一过程可引起胎盘绒毛间血栓的病变。凝血延迟或未能"封闭"这些出血灶,则可导致大量 FMH。大量或多灶的绒毛间血栓当然增加过度失血的风险。大量 FMH 的其他胎盘表现包括明显的绒毛水肿和有核红细胞增多。确诊需要通过 Kleihauer - Betke 法或流式细胞术检测母体循环中的胎儿红细胞。大量的 FMH 是导致死产、新生儿脑病和特发性胎儿水肿的重要原因,对所有这样的病例都应进行适当的检测[28,29]。

5. 胎粪相关的血管肌细胞坏死

胎儿排便(胎粪)进入羊水是对次级应激的一种常见迷走神经反应,在高达 30%的足月阴道分娩中可以观察到这种反应。这种反射通常在孕 34 周前是不存在的,因此是胎儿成熟的标志。识别胎粪不是病理学家的主要职责,因为它在分娩时就能被清楚地识别,在大多数情况下几乎没有临床影响,并且在一些胎盘中可能是不明确的。根据我们的常规,在所有绿染的胎盘且有羊水胎粪污染的临床病史、低倍镜下见到胎膜黏附性差、羊膜下水肿或者羊膜上皮退变,都要去寻找胎粪污染的组织学证据。这时,我们试图回答三个问题:① 是否有吞噬色素、胞浆空泡状的母体巨噬细胞(在非常早期病例中通常看不见);② 这些巨噬细胞是局限于胎膜(早期),还是在绒毛膜板的深层结缔组织内(晚期);③ 是否有相关的组织损伤的证据。最常见的组织损伤形式是胎儿血管肌细胞坏死[27,30,31]。这种不常见的病变是由于胎儿脐带或绒毛膜血管周边的血管平滑肌细胞(肌细胞)长时间暴露在具有腐蚀作用的胆汁酸下,导致肌细胞坏死/凋亡(图 5 - 4d)。通常伴有绒毛膜血管壁上有母体来源吞噬色素的巨噬细胞的浸润。胎粪相关的肌坏死已被证明是足月和近足月妊娠不良后果的一个生物标志物[32]。危险因素包括胎膜完整、羊水过少和胎粪暴露时间超过 48 小时。胎粪暴露时间过长更罕见的后果是血管壁透壁侵蚀导致破裂和胎儿放血。

病理报告

对足月和晚期早产的诊断报告要求与前文对早期早产的诊断报告一样。

总结

如本章所述,对胎盘生长、结构和组织病理学的评估对了解胎儿在妊娠所有阶段的健康状况起着重要的作用。在某些情况下,它可以为母亲或婴儿提供具有治疗意义的确切诊断,预测复发风险,并指导未来怀孕的管理。然而,只有提交胎盘病理检查的申请单上详细列出相关临床病史,并由受过围生期病理学培训的专家及时评估,以能让保健团队所有的关键成员都能理解的形式做出报告,胎盘检查才能得以实现上述意义。

(胡芷洋　译)

参考文献

[1] Chisholm KM, Heerema-McKenney A. Fetal thrombotic vasculopathy:

significance in live-born children using proposed society for pediatric pathology diagnostic criteria. Am J Surg Pathol, 2014, 39: 274 - 280.

[2] Redline RW. Cerebral palsy in term infants: a clinicopathologic analysis of 158 medicolegal case reviews. Pediatr Dev Pathol, 2008, 11: 456 - 464.

[3] Redline RW. Clinical and pathological umbilical cord abnormalities in fetal thrombotic vasculopathy. Hum Pathol, 2004, 35: 1494 - 1498.

[4] Redline RW, Ravishankar S. Fetal vascular malperfusion, an update. APMIS, 2018, 126: 561 - 569.

[5] Altshuler G, Russell P. The human placental villitides: a review of chronic intrauterine infection. Curr Top Pathol, 1975, 60: 63 - 112.

[6] Redline RW. Villitis of unknown etiology: noninfectious chronic villitis in the placenta. Hum Pathol, 2007, 38: 1439 - 1446.

[7] Kim MJ, Romero R, Kim CJ, et al. Villitis of unknown etiology is associated with a distinct pattern of chemokine up-regulation in the feto-maternal and placental compartments: implications for conjoint maternal allograft rejection and maternal anti-fetal graft-versus-host disease. J Immunol, 2009, 182: 3919 - 3927.

[8] Myerson D, Parkin RK, Benirschke K, et al. The pathogenesis of villitis of unknown etiology: analysis with a new conjoint immunohistochemistry-in situ hybridization procedure to identify specific maternal and fetal cells. Pediatr Dev Pathol, 2006, 9: 257 - 265.

[9] PrabhuDas M, Bonney E, Caron K, et al. Immune mechanisms at the maternal-fetal interface: perspectives and challenges. Nat Immunol, 2015, 16: 328 - 334.

[10] Khong TY , Mooney EE, Ariel I, et al. Sampling and definitions of placental lesions: Amsterdam Placental Workshop Group Consensus Statement. Arch Pathol Lab Med, 2016, 140: 698 - 713.

[11] Redline R. Distal villous immaturity. Diagn Histopathol, 2012, 18 (5): 189 - 194.

[12] Stallmach T, Hebisch G, Meier K, et al. Rescue by birth: defective placental maturation and late fetal mortality. Obstet Gynecol, 2001, 97: 505 - 509.

[13] Ogino S, Redline RW. Villous capillary lesions of the placenta: distinctions between chorangioma, chorangiomatosis, and chorangiosis. Hum Pathol, 2000, 31: 945 - 954.

[14] Bagby C, Redline RW. Multifocal chorangiomatosis. Pediatr Dev Pathol, 2010, 14: 38 - 44.

[15] Benirschke K. Recent trends in chorangiomas, especially those of multiple and recurrent chorangiomas. Pediat Devel Pathol, 1999, 2: 264 - 269.

[16] Soma H, Watanabe Y , Hata T. Chorangiosis and chorangioma in three

cohorts of placentas from Nepal, Tibet and Japan. Reprod Fertil Devel, 1996, 7: 1533 - 1538.

[17] Amer HZ, Heller DS. Chorangioma and related vascular lesions of the placenta—a review. Fetal Pediatr Pathol, 2010, 29: 199 - 206.

[18] Gallot D, Marceau G, Laurichesse-Delmas H, et al. The changes in angiogenic gene expression in recurrent multiple chorioangiomas. Fetal Diagn Ther, 2007, 22: 161 - 168.

[19] Jauniaux E, Nicolaides KH, Hustin J. Perinatal features associated with placental mesenchymal dysplasia. Placenta, 1997, 18: 701 - 706.

[20] Faye-Petersen OM, Kapur RP. Placental mesenchymal dysplasia. Surg Pathol Clin, 2013, 6: 127 - 151.

[21] Pham T, Steele J, Stayboldt C, et al. Placental mesenchymal dysplasia is associated with high rates of intrauterine growth restriction and fetal demise: a report of 11 new cases and a review of the literature. Am J Clin Pathol, 2006, 126: 67 - 78.

[22] Kaiser-Rogers KA, McFadden DE, Livasy CA, et al. Androgenetic/biparental mosaicism causes placental mesenchymal dysplasia. J Med Genet, 2006, 43: 187 - 192.

[23] Armes JE, McGown I, Williams M, et al. The placenta in Beckwith-Wiedemann syndrome: genotype-phenotype associations, excessive extravillous trophoblast and placental mesenchymal dysplasia. Pathology, 2012, 44: 519 - 527.

[24] de Almeida V, Bowman JM. Massive fetomaternal hemorrhage: Manitoba experience. Obstet Gynecol, 1994, 83: 323 - 328.

[25] Swank ML, Garite TJ, Maurel K, et al. V asa previa: diagnosis and management. Am J Obstet Gynecol, 2016, 215: 223 e1 - 6.

[26] Ichinose M, Takemura T, Andoh K, et al. Pathological analysis of umbilical cord ulceration associated with fetal duodenal and jejunal atresia. Placenta, 2010, 31: 1015 - 1018.

[27] Altshuler G, Arizawa M, Molnar-Nadasdy G. Meconium-induced umbilical cord vascular necrosis and ulceration: a potential link between the placenta and poor pregnancy outcome. Obstet Gynecol, 1992, 79: 760 - 766.

[28] Laube DW, Schauberger CW. Fetomaternal bleeding as a cause for ‘unexplained’ fetal death. Obstet Gynecol, 1982, 60: 649 - 651.

[29] Biankin SA, Arbuckle SM, Graf NS. Autopsy findings in a series of five cases of fetomaternal haemorrhages. Pathology, 2003, 35: 319 - 324.

[30] King EL, Redline RW, Smith SD, et al. Myocytes of chorionic vessels from placentas with meconium associated vascular necrosis exhibit apoptotic markers. Hum Pathol, 2004, 35: 412 - 417.

[31] Redline RW. Meconium associated vascular necrosis. Pathol Case Rev, 2010, 15(3): 55-57.
[32] Redline RW. Severe fetal placental vascular lesions in term infants with neurologic impairment. Am J Obstet Gynecol, 2005, 192: 452-457.